AF533603

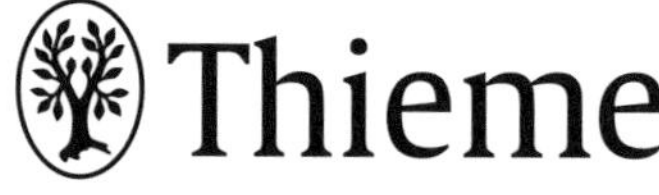
Thieme

Forum Logopädie

Herausgegeben von Dietlinde Schrey-Dern
und Norina Lauer

In dieser Reihe sind folgende Titel bereits erschienen:

Bauer A, Auer P: Aphasie im Alltag
Bigenzahn W: Orofaziale Dysfunktionen im Kindesalter., 2. Aufl.
Biniek R: Akute Aphasie. Aachener Aphasie-Bedside-Test, 2. Aufl.
Bongartz R: Kommunikationstherapie mit Aphasikern und Angehörigen. Grundlagen – Methoden – Materialien
Brockmann-Bauser M, Bohlender JE: Praktische Stimmdiagnostik
Bühling S: Logopädische Gruppentherapie bei Kindern und Jugendlichen
Costard S: Störungen der Schriftsprache, 2. Aufl.
Huber W, Poeck K, Springer L: Klinik und Rehabilitation der Aphasie – Eine Einführung für Patienten, Angehörige und Therapeuten
Jahn T: Phonologische Störungen bei Kindern. Diagnostik und Therapie, 2. Aufl.
Kotten A: Lexikalische Störungen bei Aphasie
Lauer N: Zentral-auditive Verarbeitungsstörungen im Kindesalter, 3. Aufl.
Lauer N, Birner-Janusch B: Sprechapraxie im Kindes- und Erwachsenenalter
Masoud V: Gruppentherapie bei neurologischen Sprachstörungen
Möller D, Spreen-Rauscher M: Frühe Sprachintervention mit Eltern – Schritte in den Dialog
Nebel A, Deuschl G: Dysarthrie und Dysphagie bei Morbus Parkinson
Nobis-Bosch R, Rubi-Fessen I, Biniek R, Springer L.: Diagnostik und Therapie der akuten Aphasie
Nonn K: Unterstützte Kommunikation in der Logopädie
Sandrieser P, Schneider P: Stottern im Kindesalter, 3. Aufl.
Scharff Rethfeldt W: Kindliche Mehrsprachigkeit. Grundlagen und Praxis der sprachtherapeutischen Intervention
Schlenck C, Schlenck KJ, Springer L: Die Behandlung des schweren Agrammatismus
Schnitzler CD: Phonologische Bewusstheit und Schriftspracherwerb
Schrey-Dern D: Sprachentwicklungsstörungen. Logopädische Diagnostik und Therapieplanung
Sick U: Poltern, 2. Aufl.
Spital H: Stimmstörungen im Kindesalter
Tesak J: Einführung in die Aphasiologie, 2. Aufl.
Weigl I, Reddemann-Tschaikner M: HOT – Ein handlungsorientierter Therapieansatz für Kinder mit Sprachentwicklungsstörungen, 2. Aufl.
Wendlandt W: Sprachstörungen im Kindesalter. Materialien zur Früherkennung und Beratung, 6. Aufl.
Wendlandt W: Stottern im Erwachsenenalter
Ziegler W, Vogel M: Dysarthrie – verstehen, untersuchen, behandeln

Praktische Stimmdiagnostik

Theoretischer und praktischer Leitfaden

Meike Brockmann-Bauser, Jörg E. Bohlender

105 Abbildungen

Georg Thieme Verlag
Stuttgart · New York

Impressum

Bibliografische Information
der Deutschen Nationalbibliothek

Die Deutsche Nationalbibliothek verzeichnet diese Publikation in der Deutschen Nationalbibliografie; detaillierte bibliografische Daten sind im Internet über http://dnb.d-nb.de abrufbar.

Wichtiger Hinweis: Wie jede Wissenschaft ist die Medizin ständigen Entwicklungen unterworfen. Forschung und klinische Erfahrung erweitern unsere Erkenntnisse, insbesondere was Behandlung und medikamentöse Therapie anbelangt. Soweit in diesem Werk eine Dosierung oder eine Applikation erwähnt wird, darf der Leser zwar darauf vertrauen, dass Autoren, Herausgeber und Verlag große Sorgfalt darauf verwandt haben, dass diese Angabe **dem Wissensstand bei Fertigstellung des Werkes** entspricht.
Für Angaben über Dosierungsanweisungen und Applikationsformen kann vom Verlag jedoch keine Gewähr übernommen werden. **Jeder Benutzer ist angehalten**, durch sorgfältige Prüfung der Beipackzettel der verwendeten Präparate und gegebenenfalls nach Konsultation eines Spezialisten festzustellen, ob die dort gegebene Empfehlung für Dosierungen oder die Beachtung von Kontraindikationen gegenüber der Angabe in diesem Buch abweicht. Eine solche Prüfung ist besonders wichtig bei selten verwendeten Präparaten oder solchen, die neu auf den Markt gebracht worden sind. **Jede Dosierung oder Applikation erfolgt auf eigene Gefahr des Benutzers.** Autoren und Verlag appellieren an jeden Benutzer, ihm etwa auffallende Ungenauigkeiten dem Verlag mitzuteilen.

Rüdigerstraße 14
70469 Stuttgart
Deutschland
Telefon: +49/(0)711/8931-0
Unsere Homepage: www.thieme.de

Printed in Germany

Zeichnungen: Angelika Brauner, Hohenpeißenberg
Umschlaggestaltung: Thieme Verlagsgruppe
Umschlaggrafik: Dorit David, Hannover
Redaktion: Dr. Catharina Brandes, Gmund
Satz: SOMMER media GmbH & Co. KG, Feuchtwangen
gesetzt aus Arbortext APP-Desktop 9.1 Unicode M180
Druck: AZ Druck und Datentechnik GmbH, Kempten

ISBN 978-3-13-170921-9 1 2 3 4 5 6

Auch erhältlich als E-Book:
eISBN (PDF) 978-3-13-170931-8
eISBN (ePub) 978-3-13-176961-9

Geleitwort

„Warum wollen Sie denn so etwas Schönes wie die Stimme vermessen?“ Mit dieser Frage überrumpelte mich, den damals noch sehr jungen Assistenzarzt, vor langer Zeit ein international hoch angesehener österreichischer Phoniater. Hintergrund war, dass ich voller Begeisterung auf einem europäischen Phoniatriekongress eine selbstentwickelte Methode vorstellen wollte, um die Stimmlippenamplituden quantifizieren zu können. Heute, angesichts wunderbar weiterentwickelter, insbesondere PC-basierter Technologien, würde man über die damalige Methode wohl lächeln. Aber die Frage bleibt natürlich: Warum will man die Stimme vermessen?

Sicher ist in manchen Bereichen, in denen die Stimme eine wesentliche Rolle spielt, eine „Stimmvermessung“, zumindest eine apparative, nicht erforderlich. Wer allerdings eine solche Frage im medizinischen Umfeld stellt, hat schlicht nicht begriffen, was moderne Diagnostik und auch Therapie ausmacht. Die Verantwortung für unsere Patientinnen und Patienten muss uns hehrer Grund sein, unsere Handlungsweisen permanent auf den Prüfstand zu stellen und zu bewerten, ob wir das erreichen, was wir zu erreichen wünschen bzw. in Aussicht stellen. Und genau dafür, nämlich für die ständige Prüfung unserer diagnostischen und therapeutischen Handlungsweisen, brauchen wir objektive, valide und reliable Messinstrumente.

Meike Brockmann-Bauser und Jörg E. Bohlender stellen sich mit dem vorliegenden Buch der Aufgabe, in einem praxisorientierten Ansatz gängige „Stimmmessintrumente“ vorzustellen. Es werden nicht nur klinische Anwendungsgebiete aufgezeigt, sondern es wird auch zu den jeweiligen Verfahren kritisch Stellung genommen. Kurz: Es wird nicht auf die Frage „Warum soll die Stimme vermessen werden?“, sondern vielmehr auf „Wie soll die Stimme vermessen werden?“ qualifiziert eingegangen. Ich bin sicher, dass wir in 20 oder 30 Jahren wiederum ein gewaltiges Stück in Diagnostik und Therapie auch der Stimmstörungen vorankommen und man dann vielleicht über die heutigen Methoden lächeln wird. Aber dabei dürfen wir nicht vergessen: Zum Glück verfügen wir heute schon über ein sehr gutes diagnostisches Rüstzeug, das sachgerecht eingesetzt werden will.

Da letztlich nur so eine Qualitätssicherung unserer Arbeit gelingen kann, seien diesem Buch eine gute Aufnahme und Erfolg beschieden!

Hannover, Januar 2014

Prof. Dr. Dr. h.c. Martin Ptok
Ärztlicher Direktor – Klinik und Poliklinik für Phoniatrie und Pädaudiologie
Ärztlicher Direktor – Schule für Logopädie
Geschäftsführender Direktor – Zentrum Schulen

Vorwort der Herausgeberinnen

Die Untersuchung und Behandlung von Menschen mit Stimmstörungen, aber auch die Vorbeugung von Stimmerkrankungen repräsentieren einen Kernbereich logopädischer Tätigkeit. Wie in anderen logopädischen Tätigkeitsfeldern haben sich auch im Bereich der Stimme die diagnostischen und therapeutischen Möglichkeiten in den letzten Jahrzehnten erheblich erweitert. Mit der Entwicklung von Beurteilungsschemata, wie dem RBH-Schema, und der Validierung von Patientenbefragungen, wie dem Voice Handicap Index, sind systematische Vergleiche zwischen Patienten, aber auch Beurteilungen von Befunden vor und nach einer Stimmtherapie möglich.

Im Sinne einer evidenzbasierten Praxis genügt es aber nicht, allein subjektive Maße zu erheben. Vielmehr sind Veränderungen auch anhand objektiver Messwerte zu belegen. Die mittlerweile vorhandenen technischen Möglichkeiten der Stimmanalyse und die Zunahme an vorliegenden Normdaten bieten hierzu immer bessere Voraussetzungen. Daher leistet eine logopädische Befunderhebung über akustische und aerodynamische Messungen neben einer phoniatrischen laryngoskopischen und stroboskopischen Untersuchung einen wesentlichen Beitrag zu einer multidisziplinären Diagnosestellung, die den Mindestanforderungen der European Laryngological Society (ELS) entsprechen sollte.

Der Gesundheitsforschungsrat hat 2012 in seinen Empfehlungen zur Forschung in den Gesundheitsfachberufen darauf hingewiesen, dass technische Hilfsmittel in der Diagnostik und Therapie immer häufiger eingesetzt werden und von den Anwendern eine reflektierte und effiziente Nutzung erfordern. Auch der Wissenschaftsrat nennt im selben Jahr in seinen Empfehlungen zu hochschulischen Qualifikationen für das Gesundheitswesen den vermehrten Einsatz von Technik als eine Herausforderung auch für die Angehörigen therapeutischer Berufe. Daher ist es erforderlich, dass sich Logopädinnen und Logopäden intensiv mit den technischen Möglichkeiten in Diagnostik und Therapie auseinandersetzen.

Das vorliegende Buch bietet einen praktischen Leitfaden zu Anwendung und Interpretation von Messverfahren zur Stimmanalyse. Zur Veranschaulichung unterschiedlicher Larynxbefunde und perzeptiver Merkmale von Stimmaufnahmen werden Audio- und Filmdateien online zur Verfügung gestellt (Zugangscode s. hintere Umschlaginnenseite).

Der Leitfaden soll dabei helfen, sich insbesondere mit objektiven Messmethoden auseinanderzusetzen und die Häufigkeit ihres Einsatzes zu steigern. Die Nutzung technischer Diagnostikverfahren zur Messung von Therapieerfolgen stellt eine wesentliche Grundlage für ein auf evidenzbasierte Praxis ausgerichtetes Handeln dar und wird zukünftig immer mehr an Bedeutung gewinnen.

Aachen und Idstein, Januar 2014

Dietlinde Schrey-Dern
Norina Lauer

Vorwort

Die Stimme des Menschen ist ein faszinierendes und komplexes Phänomen. Als Bestandteil der lautsprachlichen Kommunikation lässt sich die Stimme unter anderem linguistisch, künstlerisch-ästhetisch, pädagogisch, physikalisch und medizinisch beurteilen. Das wachsende wissenschaftliche Interesse an der menschlichen Sprech- und Singstimme zeigt sich in zahlreichen Fachbeiträgen, Publikationen, Seminaren und Tagungen. Eine differenzierte diagnostische und therapeutische Auseinandersetzung der unterschiedlichen Disziplinen mit dem Thema Stimme verlangt zunehmend ein Grundverständnis und eine gemeinsame Sprache.

So zeigt sich, dass die Betreuung von Patienten mit Stimmstörungen schon länger keine exklusive logopädische oder phoniatrische Domäne mehr ist. Mittlerweile diagnostizieren und behandeln andere stimminteressierte Berufsgruppen verschiedene Formen von Stimmstörungen ohne jegliche fachliche oder klinische Begleitung. Gerade vor einem solchen Hintergrund wird eine fundierte Expertise immer wichtiger, um eine sachliche und gleichzeitig kritische Auseinandersetzung führen zu können. Stimmprobleme lassen sich nur dann erfolgreich behandeln, wenn eine differenzierte Diagnostik angewandt, die Kenntnisse verschiedener therapeutischer Optionen umgesetzt und die individuellen Ursachen und Auswirkungen des Stimmproblems berücksichtigt werden.

Eine professionelle Analyse der menschlichen Stimme erfordert daher mehr als nur ein bewusstes Hören. Eine moderne Stimmdiagnostik kann mittlerweile ohne großen technischen Aufwand in der Praxis durchgeführt werden – und damit einen wichtigen Beitrag für die Diagnose, aber auch die Therapieplanung sowie die Überprüfung der Wirksamkeit eine Behandlung liefern.

Dieses Handbuch bietet einen praxisnahen Leitfaden durch die sich rasant entwickelnden Untersuchungstechniken. Der Leitfaden soll auch Berührungsängste mit der Technik abbauen helfen und zur praktischen Umsetzung und Anwendung einer modernen Stimmdiagnostik beitragen.

Entstanden ist dieser stimmdiagnostische Leitfaden zunächst als theoretische Einführung und als praktische Arbeitsanleitung für Mitarbeiter, Studenten und Kollegen, die noch nicht mit strukturierten stimmdiagnostischen Untersuchungstechniken vertraut waren. Im Laufe der vergangenen Jahre wurde die anfängliche Version des Leitfadens den klinischen und praktischen Anforderungen angepasst und in die vorliegende Form gebracht.

Eine umfassende Stimmdiagnostik ist keine akademische Bauchnabelschau, sondern gehört zum praktischen Handwerk jedes Stimmtherapeuten: Denn eine professionelle Stimmdiagnostik lässt sich nicht von einer professionellen Stimmtherapie trennen.

Zürich, Dezember 2013

Meike Brockmann-Bauser
Jörg E. Bohlender

Danksagung

Großer Dank gebührt unseren Kollegen vom Team Phoniatrie und Klinische Logopädie der ORL-Klinik des Universitätsspitals Zürich für geduldiges Ausprobieren von unzähligen neuen Varianten des Leitfadens sowie für viele Stunden wertvolles und konstruktives Feedback. Ganz besonders bedanken wir uns bei Ursula Vith und Kristina Castiglioni-Zäch für das sorgfältige Lektorat dieses Leitfadens.

Wir danken ebenso unseren Stimmpatienten, die uns immer wieder neu lehren, was ein Stimmproblem bedeuten kann.

Anschriften

Bohlender, Jörg E., Klin. Doz. Dr.
Universitätsspital Zürich
Klinik für Ohren-, Nasen-, Hals- u. Gesichtschirurgie
Abtl. Phoniatrie und Klinische Logopädie
Frauenklinikstraße 24
8091 Zürich
Schweiz

Brockmann-Bauser, Meike, Dr., Dipl. Klin. Log., M.Sc.
Universitätsspital Zürich
Klinik für Ohren-, Nasen-, Hals- u. Gesichtschirurgie
Abtl. Phoniatrie und Klinische Logopädie
Frauenklinikstraße 24
8091 Zürich
Schweiz

Lauer, Norina, Prof. Dr.
Hochschule Fresenius
Fachbereich Gesundheit & Soziales
Limburger Str. 2
65510 Idstein

Schrey-Dern, Dietlinde
Lehrbeauftragte im Studiengang
Lehr- und Forschungslogopädie
RWTH Aachen
Segnistr. 23
52066 Aachen

Inhaltsverzeichnis

Kapitel 1

Einführung

1 Einführung

1.1 Wofür und für wen ist der Leitfaden?

Dieses Lehrbuch ist ein praktischer Leitfaden für eine fundierte und moderne Beurteilung der Stimmfunktion bei Erwachsenen mit Hilfe standardisierter Untersuchungsverfahren. Es richtet sich primär an die Kolleginnen und Kollegen, die eine vielschichtige und professionelle Stimmdiagnostik etablieren wollen und bereits anwenden. Neben der praxisnahen Ausrichtung des Leitfadens sollen auch der theoretische Hintergrund und die erforderlichen Normwerte auf verständliche Art und Weise vermittelt werden. Dieser Leitfaden versteht sich als Manual für den Stimmexperten ein täglicher Helfer in der Praxis.

Das hier vorgestellte Vorgehen orientiert sich an den Leitlinien der European Laryngological Society (ELS) aus dem Jahr 2001 [Dejonckere et al., 2001]. Diese Empfehlungen werden anhand von Studien und Reviews aus den Jahren 2001–2012 kritisch diskutiert und mit praktischen Hinweisen, die seit mehreren Jahren am Universitätsspital Zürich erprobt und wieder überarbeitet wurden, ergänzt.

Die einzelnen Kapitel bestehen aus einer kurzen Zusammenfassung der aktuellen Literatur zum Untersuchungstyp, einer Definition der jeweiligen Untersuchungsmethode sowie einem Leitfaden für die praktische Untersuchungsdurchführung und -auswertung.

Dieses Lehrbuch kann keinen Anspruch auf Vollständigkeit erheben. Beispielsweise wird die Abklärung von professionellen Stimmen (z. B. Sängerstimme) und von Kinderstimmen nicht abgehandelt. Darüber hinaus kann eine eingehende Diagnostik immer weitere detaillierte Untersuchungsbausteine enthalten.

Das Handbuch ist eine Anregung für eine umfassende und moderne Stimmdiagnostik. Es darf nicht als dogmatisches „Kochbuch" verstanden werden. Jedes stimmdiagnostische Vorgehen erfordert eine (selbst-)kritische Analyse der erhobenen Werte. Der Diagnostiker muss die Grenzen jedes eingesetzten Verfahrens verstehen und kennen. Letztlich – und das ist entscheidend – wird weder ein Symptom, noch ein Messwert oder Bild behandelt, sondern ein individueller Patient mit einem komplexen Problem.

1.2 Was ist eine Stimmstörung?

Stimmstörungen können unabhängig von Alter, Geschlecht, Beruf und sozialem Status auftreten. Für viele Patienten bedeutet eine Stimmstörung eine merkbare Einschränkung ihrer bisherigen Stimmfunktion in Beruf und Alltag. Betroffene suchen am häufigsten eine Fachperson oder Klinik auf, wenn sich die Qualität oder Leistungsfähigkeit ihrer Stimme oder das Gefühl der Anstrengung beim Sprechen oder Singen verändert hat [Schwartz et al., 2009], [Van Houtte et al., 2010].

Die Ursachen und auch das Erscheinungsbild einer Stimmproblematik sind vielfältig [Sulica, 2011]. Nicht jeder Stimmpatient präsentiert sich zwangsläufig mit einer hörbaren Heiserkeit. Eine Stimmerkrankung kann lediglich mit einer eingeschränkten stimmlichen Leistungsfähigkeit einhergehen und gleichzeitig die Lebensqualität des Betroffenen beeinträchtigen. Der übergeordnete Begriff **Dysphonie** beschreibt daher alle denkbaren stimmbezogenen Beschwerden in den unterschiedlichsten Ausprägungsgraden [Schwartz et al., 2009], [Van Houtte et al., 2010], [Sulica, 2011].

Stimmstörungen können entstehen durch

- Einschränkungen der Innervation (z. B. Stimmlippenlähmung) oder
- Funktionsstörungen der an der Stimmbildung beteiligten Organe (z. B. funktionelle Stimmstörung) [Van Houtte et al., 2010].
- strukturelle Veränderungen der Stimmlippe (z. B. Stimmlippenpolyp),

Ursachen hierfür können auch allgemeine Grunderkrankungen (z. B. Allergien) sowie psychogene und psychosoziale Probleme sein.

Definition

Stimmstörung (Dysphonie)

Eine Dysphonie ist eine Störung der Stimmfunktion, die charakterisiert wird durch Veränderung der Stimmqualität, der Sprechtonhöhe, der Lautstärke und der Anstrengung, welche die tägliche Kommunikation oder die stimmbezogene Lebensqualität reduziert [Schwartz et al., 2009].

Stimmstörungen können durch Veränderungen in der Struktur, der Innervation oder der Funktion der an der Stimmbildung beteiligten Organe entstehen [Van Houtte et al., 2010].

1.3 Übersicht über Untersuchungsmodelle bei Stimmstörungen

Aus der Definition von Stimmstörungen lassen sich mehrere zwingend notwendige Untersuchungsbereiche ableiten. Im Rahmen der Stimmdiagnostik müssen möglichst differenzierte Informationen über

- die Ursache,
- das Ausmaß und
- die Auswirkungen

einer Stimmstörung erhoben werden.

Die European Laryngological Society (ELS) empfiehlt deshalb ein multidimensionales Untersuchungskonzept [Dejonckere et al., 2001], das in ▸ Tab. 1.1 zusammengefasst ist.

Dem Diagnostiker muss jedoch bewusst sein, dass das ELS-Protokoll als Minimalkonsens zu verstehen ist. Eine gesunde Stimmfunktion hängt von vielen Faktoren ab. Einerseits ist eine physiologische Abstimmung nötig von

- Atmung (Energiequelle),
- Phonation (Klangerzeugung) und
- Resonanzräumen (Modifikation Stimmklang).

Tab. 1.1 Diagnostikmethoden mit Untersuchungsbereichen gemäß European Laryngological Society (ELS).

Methode	Untersuchte Aspekte einer Stimmstörung
Selbsteinschätzung des Patienten	• subjektive Beschwerden • Anstrengung • Kommunikation • Lebensqualität (Ausmaß der Stimmstörung im Alltag)
videostroboskopische Untersuchung	• Struktur, Innervation und Funktion des Kehlkopfs (stimmerzeugendes Organ)
perzeptive Untersuchung	• Stimmqualität • Resonanz (Output)
instrumentelle akustische Untersuchungen	• Tonhöhe • Lautstärke • Spektrum des Stimmsignals • Resonanz (Output)
aerodynamische Untersuchungen	• Atemfunktion (Energiequelle)

Andererseits können sich global auf die Stimmfunktion auswirken

- die allgemeine physische und psychische Verfassung,
- die Eigenwahrnehmung (auditiv und taktil-kinästhetisch) und auch
- Umweltfaktoren (z. B. Umgebungslärm, Stimmbelastung).

Diese Bereiche werden von unterschiedlichen Diagnostikinstrumenten spezifisch untersucht (▸ Tab. 1.1, ▸ Abb. 1.1) und müssen bei Bedarf durch weitere Untersuchungsmethoden ergänzt werden. Bisher gibt es außer dem ELS-Protokoll keine weiteren verbindlichen stimmdiagnostischen Empfehlungen. Im Anhang findet sich exemplarisch ein stimmdiagnostisches Untersuchungsprotokoll, wie es in der Abteilung Phoniatrie und Klinische Logopädie, Universitätsspital Zürich, angewendet wird (s. Kap. 11). (Zum ELS-Protokoll gibt es einen Link: http://www.elsoc.org/index.asp?seccion=5®istro=42.)

1.4 Warum empfiehlt sich eine multidimensionale Stimmdiagnostik?

Jeder Patient erlebt auf unterschiedliche Art und Weise sein individuelles Stimmproblem und die damit einhergehenden Einschränkungen. Die Stimmstörung wird von den Betroffenen unabhängig von einer Diagnose, je nach beruflicher und privater Situation, subjektiv bewertet. Eine professionelle und auf den Patienten abgestimmte Behandlung kann deshalb nur aufgrund einer umfassenden Stimmdiagnostik geplant werden. Diese sollte die persönlichen Probleme im Alltag, die klinisch objektivierbaren Einschränkungen der Stimmfunktion, sichtbare organische sowie funktionelle Veränderungen differenziert erfassen. Aus diesen genannten Gründen sollten stimmtherapeutische Maßnahmen, seien sie nun konservativ oder chirurgisch, nie ohne eine vorangehende sorgfältige Stimmdiagnostik durchgeführt werden.

Eine vielschichtige Funktionsdiagnostik ermöglicht die Objektivierung und Dokumentation von unterschiedlichsten Aspekten der Stimmfunktion. Aus den erhobenen Daten und Informationen kann die Entscheidung für eine individuelle Therapieindikation getroffen und mit dem Patienten erörtert werden.

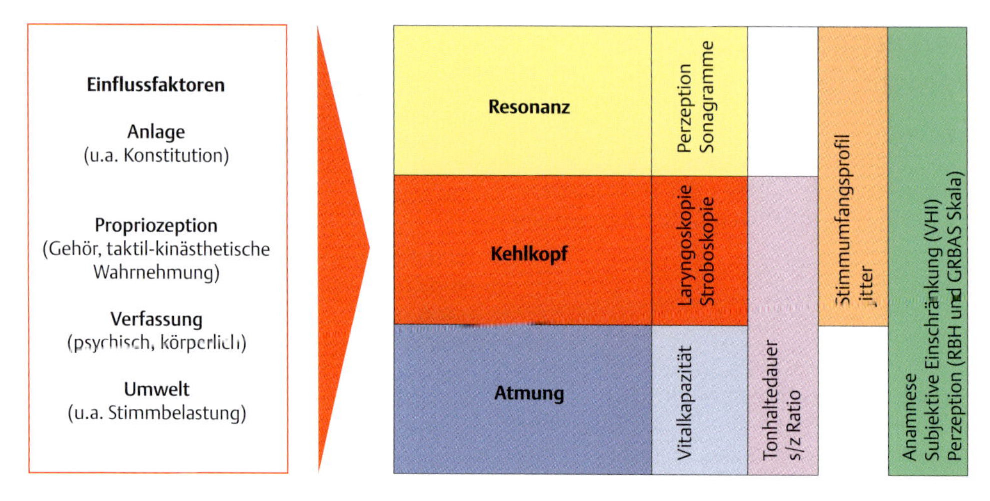

Abb. 1.1 Modell der Stimmfunktion und spezifische Diagnostik. Eine gesunde Stimmfunktion hängt von multiplen Faktoren ab. Atmung (Energiequelle), Kehlkopffunktion (Tonerzeugung) und Resonanzräume (Klang) sind Grundvoraussetzungen, die von Einflussfaktoren wie der Propriozeption oder von Umweltfaktoren global beeinflusst werden können. Im Rahmen der Diagnostik werden die einzelnen Bereiche durch unterschiedliche diagnostische Methoden untersucht.

Darüber hinaus erlauben diese diagnostischen Strategien und Verfahren eine prä- und posttherapeutische Evaluation stimmtherapeutischer und phonochirurgischer Maßnahmen im Sinne der Evidence-based Practice [Bohlender, 2013].

Der Nachweis der Wirksamkeit einer Behandlung erfordert den Einsatz von fundierten und nachvollziehbaren standardisierten Untersuchungsmethoden. Vor dem Hintergrund rasanter technologischer Entwicklungen, wachsender Qualitätsansprüche und vermehrter Forschung reflektiert das ELS-Protokoll den Minimalkonsens einer modernen Stimmfunktionsdiagnostik.

Eine Stimmuntersuchung darf sich nicht allein auf eine visuelle Untersuchung des Larynx mittels Laryngostroboskopie beschränken. Auch wenn die bildliche Darstellung des Kehlkopfs als Goldstandard gilt, kann nicht unbedingt jedes Stimmproblem sofort erkannt und diagnostisch eingeordnet werden [Mehta u. Hillman, 2008], [Deliyski u. Hillman, 2010].

Besonders diskrete funktionelle Einschränkungen der Stimmfunktion [Schneider et al., 2002], [Nawka u. Konerding, 2012] oder sehr kleine organische Befunde [Deliyski u. Hillman, 2010], die jeweils erhebliche Auswirkungen auf die Stimmfunktion im Alltag haben können, lassen sich nicht immer endoskopisch erfassen.

Nur mit grundlegenden Kenntnissen über die Vor- und Nachteile sowie die Grenzen der unterschiedlichen diagnostischen Verfahren können die erhobenen Befunde sinnvoll eingeordnet und daraus konkrete Therapieziele abgeleitet werden [Brockmann-Bauser, 2012].

Kapitel 2

Anamnese

2 Anamnese

2.1 Rolle der Anamnese in der Stimmdiagnostik

Die Erhebung einer Anamnese ist häufig der erste enge Kontakt mit dem Patienten. Diese Beziehungsaufnahme stellt einen äußerst wichtigen diagnostischen Baustein im Rahmen einer professionellen Abklärung von Stimmstörungen dar.

Die Anamneseerhebung verlangt soziale und kommunikative Kompetenzen und wird traditionellerweise als ein elementarer und nicht delegierbarer Bestandteil der ärztlichen Gesprächsführung verstanden. Das **ärztliche Gespräch** beinhaltet nach der Anamnese das Erstellen einer abschließenden Diagnose, die Aufklärung und weiterführende Beratung des Patienten. Zusätzlich werden vom Arzt Fragen zur Prognose und gegebenenfalls zu therapeutischen Optionen beantwortet und diskutiert. Zusammenfassend versucht eine auf das Symptom „Stimmstörung" fokussierte Anamnese die objektiven Faktoren zu identifizieren, die beispielsweise ein stimmschädigendes Verhalten begünstigen, aber auch das subjektive Erleben eines Stimmpatienten zu erfassen.

Der behandelnde **Stimmtherapeut** ist idealerweise in den diagnostischen und therapeutischen Prozess integriert und muss sich ebenfalls im Vorfeld einer geplanten Stimmtherapie ein fokussiertes Gesamtbild vom Patienten und seinen Beschwerden verschaffen. Im Erstgespräch werden gleichermaßen anamnestische Techniken angewandt, die das Bild und die Symptome einer Stimmstörung ergänzen und erweitern können.

Das vom Therapeuten geführte Gespräch hilft zusätzlich die Therapiemotivation, die Eignung des Patienten für eine Stimmtherapie und möglicherweise Gründe, die gegen eine Stimmtherapie sprechen, abzuschätzen. Das diagnostische Anamnesegespräch des Therapeuten bildet die Basis für eine „therapeutische Allianz" mit dem Patienten und liefert wichtige Informationen für den behandelnden Arzt.

Eine **professionelle Stimmanamnese** versteht sich als „diagnostisches Instrument" und erfordert von Arzt und Therapeut ein überdurchschnittliches Fachwissen im Bereich Stimme, um der Komplexität und Vielschichtigkeit von individuellen Stimmproblemen gerecht zu werden.

Merke

Eine gezielte und systematische Fragestellung kann nur dann wesentlich zur Diagnosefindung beitragen, wenn ein klares theoretisches Konzept zum Phänomen Stimme und seinen vielfältigen Störungsbildern vorhanden ist [Schwartz et al., 2009].

Bei der ersten Begegnung empfiehlt es sich zunächst genügend Zeit einzuplanen. Das Erstgespräch mit dem Patienten kann – in Abhängigkeit zur Komplexität der Störung – manchmal bis zu 60 Minuten Zeit in Anspruch nehmen.

Wichtig bleibt für ein erfolgreiches und konzentriertes Anamnesegespräch, dass das Gespräch logisch strukturiert geführt wird und ein „roter Faden" erkennbar ist. Die zu erhebenden Daten lassen sich anhand eines **Fragebogens** oder **-katalogs** systematisch erfassen. Einen Fragenkatalog während eines Gesprächs zu nutzen, ist dabei nicht nur für den Anfänger ratsam. Ein Fragebogen stellt jedoch keinen Ersatz für ein Anamnesegespräch dar und ist nicht gleichbedeutend mit einem starren System von „Frage – Antwort".

Die in der Anamnese aufgeworfenen Fragen sollten für den Patienten immer so übersetzt und formuliert werden, dass sie für ihn **verständlich** sind. Während oder zum Abschluss eines Anamnesegesprächs empfiehlt es sich, die fehlenden Aspekte, die nicht zur Sprache gekommen sind, zu ergänzen und zu dokumentieren.

Das Gespräch, unabhängig von Arzt oder Therapeut, sollte in einer vertrauensvollen, wertfreien, offenen und **ruhigen Atmosphäre** stattfinden. Auch bei einer strukturierten Gesprächsführung ist ein Maß an Flexibilität und Empathie notwendig, um die Gefühle und Bedürfnisse des Patienten während der Anamnese zu berücksichtigen und darauf einzugehen.

Das Anamnesegespräch kann gleichzeitig wichtige **verbale** und **nonverbale Informationen** des Patienten liefern. Neben der psychoakustischen Wahrnehmung und Einordnung der Stimmqualität des Patienten können z. B. Mimik, Augenkontakt, Gestik, Redefluss, psychovegetative Phänomene (wie Schwitzen oder Erröten) erfasst und registriert werden.

2.2 Fragen in der Anamnese

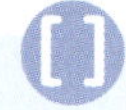

Definition

Anamnese

Die Anamnese ist ein professionell geführtes Gespräch mit einem Patienten. Die strukturierte Befragung erhebt rückblickend medizinische, soziale und psychische Daten im Kontext einer aktuell vorliegenden Problematik.

Zuerst werden die Daten des Patienten (z. B. Name, Geburtsdatum, Beruf) erfasst.

Sachlich lassen sich folgende Gebiete grob voneinander abgrenzen:

- Qualität des Stimmproblems und seine Entstehung
- symptomassoziierte Beschwerden
- berufliches und soziales Umfeld des Stimmpatienten
- subjektive Wahrnehmung und Bewertung des Stimmproblems
- medizinische Anamnese

Im Folgenden sind Fragen als Anregung für einen individuellen Fragekatalog aufgelistet. Die Liste erhebt keinen Anspruch auf Vollständigkeit. Kindliche Stimmstörungen und Störungen der professionellen Singstimme erfordern einen zusätzlichen Pool an Fragen.

Wir empfehlen zu Beginn der Anamnese zunächst „offene Fragen" zu formulieren. Geschlossene Fragestellungen dienen im weiteren Verlauf einer gezielten Diagnosefindung. Es empfiehlt sich die vom Patienten geäußerten Antworten und eventuell individuelle Formulierungen zu notieren. Im Anhang (Kap. 11.4) findet sich eine Vorlage des Anamnesebogens, welcher an der Abteilung Phoniatrie und Klinische Logopädie, Universitätsspital Zürich, verwendet wird (weiterführende Informationen dazu bei Balandat et al., 2013).

Fragenkatalog zur Anamnese

Die Qualität des Stimmproblems und seine Entstehung

- Beschreiben Sie bitte Ihr Stimmproblem. Wie äußert sich Ihr Stimmproblem (u. a.: Betrifft das Stimmproblem die Sprech- und/oder Singstimme?)
- Wann ist das Stimmproblem zum 1. Mal aufgetreten?
- Ist das Stimmproblem ein akutes Ereignis oder besteht es schon länger?
- Ist der Stimmproblematik ein bestimmtes Ereignis vorausgegangen (z. B. akute Erkältung, unerwartete Stimmbelastung)?
- Ist Ihre Stimme kontinuierlich schlechter/besser geworden?
- Sind Episoden von Stimmmissbrauch oder übermäßigem Gebrauch der Stimme erinnerlich?
- Gibt es Phasen, in denen die Stimme wieder „normal" ist bzw. kein Stimmproblem besteht?
- Ändert sich das Stimmproblem im Laufe des Tages? Wird die Stimme im Laufe des Tages schlechter oder besser?
- Wachen Sie morgens schon mit einer schlechteren Stimme auf?
- Tritt das Stimmproblem in, während oder nach spezifischen Situationen auf?
- Verschlechtert sich die Stimme nach Stimmbelastung?
- Spüren Sie eine vermehrte Anstrengung beim Sprechen?
- Versagt Ihre Stimme während eines Gesprächs?
- Hatten Sie schon einmal (ähnliche, andere) Stimmbeschwerden?
- Wie haben Sie bisher die Stimmbeschwerden behandelt? Was hat Ihnen geholfen?

Symptomassoziierte Beschwerden

- Vermehrtes Räuspern?
- Vermehrtes Husten?
- Vermehrtes Schleimgefühl im Hals?
- Trockenheitsgefühl im Hals?
- Fremdkörpergefühl im Hals?
- Schmerzen beim Sprechen?
- Atemprobleme beim Sprechen?
- Luftnot beim Sprechen?
- Luftnot in Ruhe oder bei körperlicher Anstrengung?
- Haben Sie Schwierigkeiten laut/leise zu sprechen?

- Bestehen Schluckprobleme beim Essen oder Trinken?
- Bestehen Schluckprobleme beim „Leerschlucken“ (Schlucken von Speichel)?
- Knirschen Sie mit den Zähnen? Tragen Sie eine Aufbissschiene?
- Bestehen Verspannungen im HWS-Bereich?
- Müssen Sie sich beim Sprechen vermehrt anstrengen? (u. a.: Versagt Ihre Stimme manchmal? Zittert Ihre Stimme vermehrt?)

Das berufliche und soziale Umfeld des Stimmpatienten

- Sind Sie einer erhöhten Stimmbelastung ausgesetzt? (Welchen Beruf üben Sie aus? Haben Sie stimmintensive Hobbys?)
- Wie viele Stunden (Beruf und Freizeit getrennt) am Tag ist Ihre Stimme „im Einsatz“?
- Gibt es Phasen, in denen Sie in Beruf oder Freizeit einer vermehrten Stimmbelastung ausgesetzt sind?
- Gibt es Phasen, in denen sich die Stimme in Beruf oder Freizeit verbessert bzw. wieder normalisiert hat?
- Sind Sie einer vermehrten Trockenheit, Staub- oder Allergiebelastung, Temperaturschwankungen etc. am Arbeitsplatz oder zu Hause ausgesetzt?
- Sind Sie vermehrtem Lärm bei der Arbeit oder in der Freizeit ausgesetzt?
- Haben Sie Stress am Arbeitsplatz oder zu Hause? (Impliziert auch die Frage: Wie gehen Sie generell mit Stress um?)
- Treiben Sie Sport?

Subjektive Wahrnehmung und Bewertung des Stimmproblems

- Welche Ursache(n) machen Sie für Ihr Stimmproblem verantwortlich?
- Wird das Stimmproblem auch von Außenstehenden (Familie, Freunde etc.) wahrgenommen?
- Hatten Sie in Ihrer Kindheit schon Stimmprobleme? (Beim Mann beispielsweise Frage nach dem sogenannten „Stimmbruch“)?
- Hatten Sie früher schon Stimmprobleme? Wie äußerten sich diese Stimmprobleme konkret? Wie wurden diese behandelt? Wie bewerten Sie den Therapieerfolg? Wer therapierte?
- Gibt es in der Familie Stimmstörungen?

Medizinische Anamnese

- Besteht ein Nikotinabusus? (u. a. Wie viel Zigaretten/Joints rauchen/rauchten Sie täglich? Seit wann?)
- Wie viel trinken Sie täglich? (u. a. Wasser, Kaffee, Tee)
- Bestehen subjektive gastroösophageale Refluxbeschwerden? (Frage nach „Sodbrennen“ und assoziierten Symptomen?)
- Welche Arten von Allergien bestehen? Wie werden die Allergien behandelt?
- Haben Sie eine Lungenerkrankung (z. B. Asthma, chronische Bronchitis)? Welche Medikamente nehmen Sie aufgrund dessen ein? (u. a.: Welches Spray wurde verordnet?)
- Wurden Sie im Bereich des Halses, Thorax oder Herzen operiert? (z. B. vorausgegangene Operation am Kehlkopf oder der Schilddrüse?)
- Hören Sie gut? (z. B. Tragen Sie ein Hörgerät?)
- Welche anderen Erkrankungen bestehen bei Ihnen noch?
- Welche Medikamente nehmen Sie ein? (detaillierte Erfassung)
- Haben Sie ungewollt Gewicht verloren?
- Müssen Sie Hormone einnehmen? Haben Sie in der Vergangenheit Hormonpräparate eingenommen?
- Ist der weibliche Zyklus regelmäßig?
- Sind rheumatische oder autoimmunologische Erkrankungen bekannt?
- Atmen Sie vermehrt durch den Mund? Bekommen Sie schlecht Luft durch die Nase? Schnarchen Sie?

2.2.1 Auswertung

Im Anamnesegespräch kann anhand der erhobenen komplexen Informationen (inklusive Höreindruck) eine Arbeitshypothese gebildet werden, die das weiterführende diagnostische Vorgehen beeinflusst. Die stimmdiagnostisch fokussierte Anamnese ermöglicht mit Hilfe spezifischer Fragen eine gezielte Hypothesenbildung und trägt zur Diagnosefindung bei.

Zu beachten

- Fragetechnik und Gesprächsführung sind entscheidend, um relevante Informationen zu erhalten. Dies gilt besonders für die Beurteilung von psychischer Belastung oder einen möglichen Krankheitsgewinn als Einflussfaktor.
- Bei neuropsychologischen Auffälligkeiten ist ggf. eine Fremdanamnese zur Ergänzung notwendig.
- Der Patient schreibt das Stimmproblem häufig bestimmten Ereignissen zu, die aber nicht mit der Stimmerkrankung im Zusammenhang stehen müssen.
- Der Betroffene kann mehrere Ursachen für ein Stimmproblem aufweisen.

Kapitel 3

Selbsteinschätzung des Patienten

3 Selbsteinschätzung des Patienten

3.1 Einführung

3.1.1 Warum subjektive Beschwerden untersuchen?

Ein Patient kann durch eine Stimmstörung Einschränkungen seiner kommunikativen Möglichkeiten erleben. Diese subjektiv erlebte Stimmeinschränkung ist primär unabhängig von den erhobenen Stimmbefunden und weicht möglicherweise von der Wahrnehmung des Untersuchers ab.

Studien zeigen, dass die soziale und berufliche Teilhabe von Patienten durch hörbare Heiserkeit erheblich beeinträchtigt werden kann [Schwartz et al., 2009], [Kleemola et al., 2011]. Häufig nimmt die allgemeine Lebensqualität mit steigender Heiserkeit ab [Jones et al., 2006].

Für den Patienten ist entscheidend, wie er seinen Alltag bewältigen kann. Meistens suchen Betroffene aufgrund subjektiver stimmlicher Beschwerden professionelle Hilfe auf. Die individuellen Beschwerden und Einschränkungen sind auch die entscheidende Motivation eine Behandlung anzufangen bzw. weiterzuführen [Schwartz et al., 2009]. Somit ist die Selbstbeurteilung des Stimmproblems ein maßgeblicher Bestandteil einer sinnvollen Therapieplanung. Fragebögen zur Selbsteinschätzung der Stimmproblematik erfassen die individuellen Probleme eines Patienten in standardisierter und vergleichbarer Form. Damit kann der subjektive Schweregrad der Problematik im Alltag eingeschätzt werden. Zusätzlich können Behandlungserfolge objektiviert und für den Patienten sichtbar gemacht werden.

Im Deutschen ist bisher nur der **Voice Handicap Index (VHI)** in der 30-Item- (mit 30 Fragen), 12-Item- und 9-Item-Fassung normiert und validiert [Nawka et al., 2003], [Carding et al., 2009], [Nawka et al., 2009]. Mit dem VHI wird der Schweregrad von ausgewählten subjektiven, funktionellen und physischen stimmbezogenen Symptomen im Alltag standardisiert erfasst [Jacobson et al., 1996]. Der VHI-30 beinhaltet insgesamt 30 Fragen, zeigt aber gegenüber dem wesentlich kürzeren VHI-9i mit 9 Fragen keine signifikant höhere Sensitivität, Spezifizität oder Reliabilität [Rosen et al., 2004], [Carding et al., 2009]. Für die Anwendung in der Praxis wird deshalb der VHI-9i empfohlen [Carding et al., 2009], [Nawka et al., 2009].

Besondere Fragestellungen bei Sängern werden mit der im Deutschen validierten Fassung des **Singing Voice Handicap Index (SVHI)** erfasst [Cohen et al., 2007], [Lorenz u. Nawka, 2011]. Eine Vorlage ist in Kap. 11 zu finden.

3.1.2 Wann und wofür ist die Untersuchungsmethode geeignet?

Stimmerkrankungen sowie Veränderungen der Stimmfunktion innerhalb einer Therapie werden mit Hilfe des Voice Handicap Index (VHI) zuverlässig abgebildet [Hakkesteegt et al., 2010], [Niebudek-Bogusz et al., 2011]. Darüber hinaus ist der Fragebogen sehr gut verständlich, leicht anzuwenden und einfach auszuwerten [Nawka et al., 2009], [Niebudek-Bogusz et al., 2010], [Niebudek-Bogusz et al., 2011]. Die Antworten im VHI bilden eine fundierte Diskussionsgrundlage zur Klärung der individuellen Bedürfnisse und Ansprüche des Patienten [Carding et al., 2009].

Der VHI wird im Allgemeinen gut akzeptiert und in der Regel wahrheitsgemäß ausgefüllt. Einschränkungen kann es bei Patienten mit neuropsychologischen oder psychiatrischen Erkrankungen geben. Hier empfehlen wir, fremdanamnestische Angaben von Angehörigen, Betreuern und weiteren involvierten Fachpersonen einzuholen.

Der Fragebogen sollte im Idealfall in der Muttersprache ausgehändigt werden, damit der Patient alle Fragen inhaltlich richtig versteht. In Kap. 11 befinden sich Vorlagen für die deutsche, englische, französische, italienische und türkische Version (S. 98). Weitere Normierungen liegen u. a. in Spanisch oder Persisch vor [Nunez-Batalla et al., 2007], [Kiliç et al., 2008], [Helidoni et al., 2010], [Behlau et al., 2011], [Moradi et al., 2013]. Wenn der Fragebogen nicht in der Muttersprache oder Zweitsprache vorhanden ist, sollte ein Übersetzer hinzugezogen werden. In diesem Fall müssen die Ergebnisse unter Beachtung interkultureller Unterschiede sorgfältig interpretiert werden [Beaton et al., 2000].

Merke

Wann wird der Voice Handicap Index (VHI) eingesetzt?
Es wird empfohlen, den VHI immer zur Erstdiagnostik, Verlaufs- und Abschlussuntersuchung anzuwenden.

3.2 Voice Handicap Index 9 international

Definition

Voice Handicap Index 9 international (VHI-9i)
Der VHI-9i ist ein standardisierter Fragebogen mit 9 Aussagen für Erwachsene mit Stimmproblemen. Mit diesen wird der Schweregrad von ausgewählten subjektiven, funktionellen und physischen stimmbezogenen Symptomen im Alltag erfasst.

3.2.1 Anwendung

Der subjektive Schweregrad einer stimmbezogenen Einschränkung wird anhand von 9 Aussagen (z. B. „Man hört mich wegen meiner Stimme schlecht", ▶ Abb. 3.1) auf einer Ordinalskala von 0 (nie) bis 4 (immer) bewertet (▶ Tab. 3.1). Der Fragebogen wird dem Patienten mit folgender mündlicher Instruktion ausgehändigt: „Dieser Fragebogen enthält Feststellungen, mit denen viele Leute ihre Stimme und die Wirkung ihrer Stimme auf ihr Leben beschreiben. Bitte kreuzen Sie die Antwort an, die anzeigt, wie häufig Sie dieselbe Erfahrung machen." [Nawka, 2003]

3.2.2 Auswertung und Normwerte des VHI

Die vom Patienten angegebenen Punkte pro Antwort werden zusammengezählt und mit Normwerten (▶ Tab. 3.2, ▶ Tab. 3.3) abgeglichen. Hier gilt zu bedenken, dass die vorhandenen Werte noch anhand von größeren Studien erprobt und validiert werden müssen und sich deshalb in Zukunft ändern können [Nawka, 2003], [Nawka et al., 2003], [Gonnermann u. Nawka 2007], [Nawka et al., 2009].

Tab. 3.1 Bedeutung und Übersetzung der Skalierung für die Antworten im Voice Handicap Index.

Skalierung	0	1	2	3	4
Bedeutung	nie	selten	manchmal	oft	immer

Tab. 3.2 Klassifikation einer Stimmstörung anhand der Selbsteinschätzung von Patienten mittels VHi-9i. Die Tabelle wurde anhand der Normwerte für den VHI-12 berechnet [Gonnermann u. Nawka 2007].

Schweregrad Stimmstörung	Umrechnung VHI 9i (gerundet)
0 = keine	0–5
1 = geringgradig	6–10
2 = mittelgradig	11–16
3 = hochgradig	17–36

Tab. 3.3 Mittelwerte für den Voice Handicap Index 9 international (VHI-9i) anhand von Diagnosen aufgegliedert [Nawka et al., 2009].

Diagnose	Mittelwert (SD)
Dysfunktion	10,3 (± 7,85)
Knötchen	10,8 (± 6,67)
Laryngitis	11,6 (± 8,15)
strukturelle Pathologie	12,4 (± 8,27)
Parese	16,5 (± 8,85)

F1) Man hört mich wegen meiner Stimme schlecht	☐ 0	☐ 1	☐ 2	☐ 3	☐ 4
F3) Anderen fällt es schwer, mich in einem lauten Raum zu verstehen	☐ 0	☐ 1	☐ 2	☐ 3	☐ 4

Abb. 3.1 Beispielaussagen aus dem Voice Handicap Index. Zu jeder Aussage wird die dem subjektiven Schweregrad entsprechende Zahl vom Patienten angekreuzt. Siehe hierzu auch Kap. 11 (S. 97) mit Vorlagen auf Deutsch, Englisch, Französisch, Türkisch und Italienisch.

Zu beachten

- Der VHI ist ein wichtiges Kriterium bei der Therapieplanung (Wenn sich der Patient beispielsweise trotz Heiserkeit subjektiv nicht gestört fühlt, ist häufig auch die Motivation für eine Therapie gering).
- Der VHI-Fragebogen ersetzt keine Anamnese oder weiterführende Diagnostik.
- Die Zuordnung der stimmassoziierten Symptome in unterschiedliche Bereiche (funktionell, körperlich und emotional) erlaubt keine Bewertung im Hinblick auf eine Ursachenabklärung der Stimmstörung.
- Wenn kein Fragebogen in der Muttersprache oder Zweitsprache zur Verfügung steht, sollte ein Übersetzer hinzugezogen werden.
- Bei Patienten mit neuropsychologischen Auffälligkeiten oder psychiatrischen Erkrankungen ggf. die Fragen zusätzlich durch Bezugspersonen oder Fachleute wie Betreuer, Ärzte, Therapeuten oder Pflegefachleute „beantworten“ lassen.

Kapitel 4

Perzeptive Untersuchungen

4 Perzeptive Untersuchungen

4.1 Einführung

4.1.1 Warum perzeptive Untersuchungen des Stimmklanges?

Im Anamnesegespräch bekommt der Untersucher vielfältige Informationen über den Stimmklang, die Stabilität der Stimme, die Sprechmelodie und das Sprechtempo, sowie indirekt über die Persönlichkeit des Patienten [Hirano, 1981], [Carding et al., 2009]. In der Literatur werden eine Vielzahl von stimmlichen Merkmalen beschrieben, z. B. rau, behaucht, heiser, tragfähig, muffig, fauchend, schwer und matt [Hirano, 1981], [Wendler et al., 2005], [Bergauer u. Janknecht, 2010].

Die Beurteilung einer Stimme ist jedoch untersucherabhängig. Hörgewohnheiten, Erfahrungen, der kulturelle Hintergrund des Untersuchers und die gewählte Methode können die perzeptive Einschätzung stark beeinflussen [Kreiman u. Geratt, 2000], [Oates 2009]. Um Untersuchungsergebnisse verständlich zu kommunizieren und vergleichen zu können, sollte immer ein standardisiertes Untersuchungsprotokoll verwendet werden.

Standardisierte perzeptive Untersuchungen basieren auf einer auditiven Beurteilung des Stimmklanges anhand von definierten akustischen Merkmalen. Dabei beurteilt der Untersucher, zu welchem Grad die Stimme in einer bestimmten Klangeigenschaft von einer „normalen" Ausprägung abweicht [Hirano, 1981], [Carding et al., 2009].

Im Deutschen sind die GRBAS-Skala sowie die hiervon abgeleitete RBH-Skala normiert, wobei sich in der Praxis die kürzere RBH-Skala durchgesetzt hat [Nawka et al., 1994], [Ptok et al., 2006].

Merke M!

Beurteilung mit Hilfe der RBH-/GRBAS-Skala

Die auditive Beurteilung einer Heiserkeit (H) mittels RBH-Skala fokussiert primär auf Stimmmerkmale, die gehäuft mit Störungen auf laryngealer Ebene einhergehen: So können irreguläre Stimmlippenschwingungen als rau (R) und eine Glottisschlussinsuffizienz als behaucht (B) wahrgenommen werden. Heiserkeit (H) als perzeptives Gesamtmerkmal vereint die beiden Phänomene Rauigkeit und Behauchtheit, die in jeweils unterschiedlicher Ausprägung auftreten können.

Weitere Merkmale einer pathologischen Stimme, die sich in Anstrengung bei der Stimmbildung und Kraftlosigkeit der Stimme manifestieren, werden in der international üblichen GRBAS-Skala erfasst.

Perzeptive Untersuchungsmethoden werden häufig als sehr subjektiv eingeschätzt und im Vergleich zu computergestützten akustischen Untersuchungsmethoden als unterlegen beschrieben [Mehta u. Hillman, 2008].

Studien zeigen, dass die Vergleichbarkeit zwischen einzelnen Untersuchern dann hoch ist, wenn standardisiert untersucht wird [Kreiman u. Geratt, 2007], [Mehta u. Hillman, 2008], [Carding et al., 2009]. Regelmäßige Übung und Erfahrung verbessern die Übereinstimmungsresultate [Kreiman u. Geratt, 2007].

Eine professionelle auditiv-perzeptive Beurteilung verlangt vom Untersucher ein regelmäßiges Training mit Stimmaufnahmen, um die eigenen Hörgewohnheiten und das eigene Beurteilungsschema zu „kalibrieren". Siehe hierzu die Hörbeispiele (Gesamtübersicht Hörbeispiele (S. 111) im Kap. Online-Materialien).

Die Audio-Beispiele (▶ Audio 4.1, ▶ Audio 4.2, ▶ Audio 4.3, ▶ Audio 4.4, ▶ Audio 4.5, ▶ Audio 4.6, ▶ Audio 4.7, ▶ Audio 4.8) zeigen, dass bei gleicher Diagnose und unterschiedlichem Behandlungsstatus verschiedene Ausprägungen von Heiserkeit bestehen können.

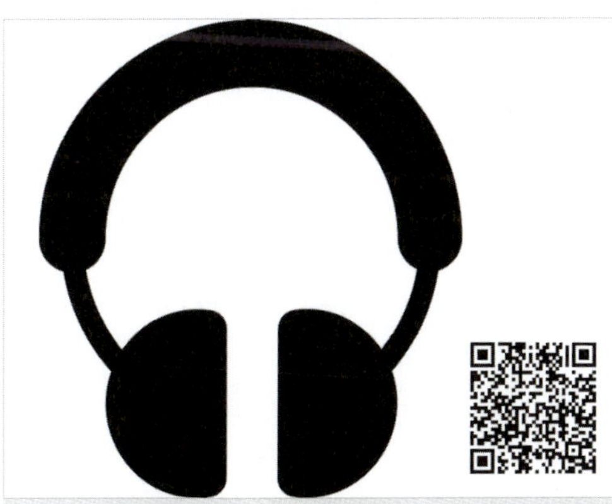

Audio 4.1 Einseitiger Stimmlippenstillstand vor Therapie. R2B1H2, G2R2B1A0S 2, Z.T. diplophon.

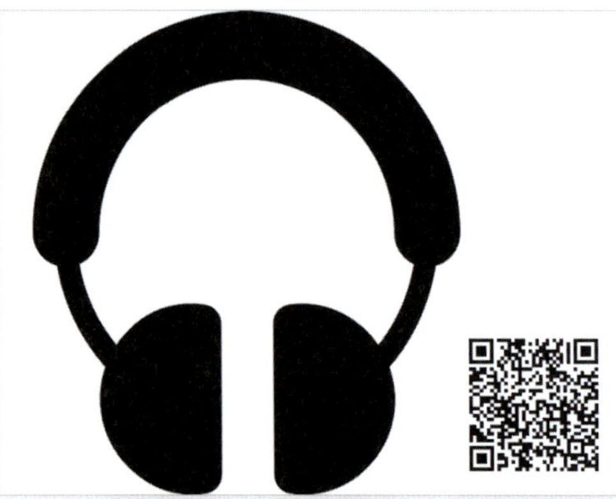

Audio 4.2 Einseitiger Stimmlippenstillstand nach Therapie. R1B0H1, G1R1B0A0S 1, Rauigkeit steigert sich.

Audio 4.3 Einseitiger Stimmlippenstillstand vor Therapie. R2B2H2, G2R2B2A2S 1.

Audio 4.4 Einseitiger Stimmlippenstillstand nach Therapie. R1B1H1, G1R1B1A1S 0, Leichtes geschlossenes Näseln.

Audio 4.5 Einseitiger Stimmlippenstillstand vor Therapie. R1B2H2, G2R1B2A1S 0.

Audio 4.6 Einseitiger Stimmlippenstillstand nach Therapie. R1B1H0, G1R0B1A1S 0.

Audio 4.7 Einseitiger Stimmlippenstillstand (nicht kompensiert). R1B3H3, G3R1B3A3S 1.

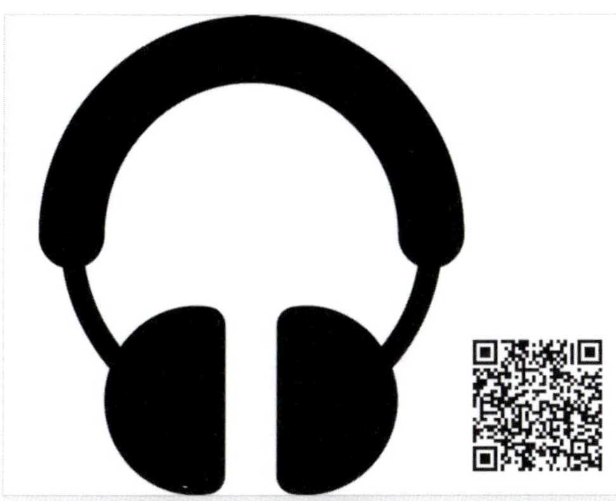

Audio 4.8 Einseitiger Stimmlippenstillstand mit chronischer Laryngitis. R3B2H3, G3R3B2A1S 2, mittlere Sprechstimmlage unterdurchschnittlich.

4.1.2 Wann und wofür ist die Untersuchungsmethode geeignet?

Die GRBAS- und die RBH-Skala können zur Erst- und Abschlussdiagnostik und bei Kontrolluntersuchungen eingesetzt werden.

Die GRBAS-Skala zeigt im Vergleich zur RBH-Skalierung jedoch eine höhere Sensitivität im Nachweis von Stimmverbesserungen nach einer Behandlung [Steen et al., 2008], [Carding et al., 2009]. Zusätzlich ist sie geeignet Stimmveränderungen innerhalb einer Behandlung differenzierter zu erfassen und zu dokumentieren. Beispielsweise kann der Therapeut die Stimme des Patienten vor, während und nach einer Übung mit der GRBAS-Skala bewerten und dem Patienten darauf basierend Rückmeldung geben.

Auch Patienten können ihre eigene Stimme anhand der GRBAS- oder RBH-Skala einschätzen lernen. Somit kann die perzeptive Beurteilung ein wichtiges Instrument zur Fremd- und Selbstkontrolle im Rahmen von stimmtherapeutischen Übungen sein.

> **Merke** M!
>
> **Wann wird die GRBAS-Skala eingesetzt?**
> Es wird empfohlen, die GRBAS-Skala immer zur Erstdiagnostik, Verlaufs- und Abschlussuntersuchung anzuwenden. Zusätzlich erfasst sie Stimmveränderungen im Rahmen der Übungstherapie und kann zur Fremd- und Selbstkontrolle eingesetzt werden.

Die GRBAS-Skala beinhaltet jedoch keine weiteren klinisch wichtigen Phänomene wie beispielsweise die nasale Resonanz oder die Tragfähigkeit einer Stimme. Es wird empfohlen diese Stimmcharakteristika separat auf dem Untersuchungsbogen zu notieren. Weitere klinische relevante perzeptive Merkmale sind unter anderem:

- Nasalität (Hyporhinophonie, Hyperrhinophonie) (▶ Audio 4.4, ▶ Audio 4.9, ▶ Audio 4.10)
- Stabilität/Fluktuation der Stimmqualität (▶ Audio 4.2, ▶ Audio 4.10, ▶ Audio 4.11, ▶ Audio 4.12, ▶ Audio 4.13)
- Diplophonie (▶ Audio 4.1, ▶ Audio 4.14)
- Tragfähigkeit, Resonanzreichtum

Audio 4.9 Velopharyngeale Insuffizienz. R0B1H1, G1R0B1A1S 0, offenes Näseln.

Audio 4.10 Infekt obere Atemwege. R1B1H1, G1R1B1A1S 1, leichtes geschlossenes Näseln, zunehmende Rauigkeit.

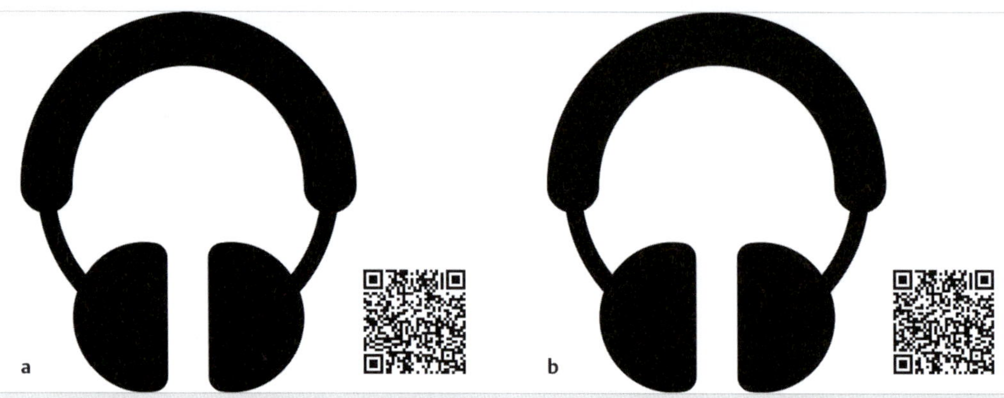

Audio 4.11 Stimmlippenpolyp prä- und postoperativ.
a Stimmlippenpolyp präoperativ. R2B1H2, G2R2B1A0S 1.
b Stimmlippenpolyp postoperativ. R1B0H1, G1R1B0A0S 1, Rauigkeit und Spannung steigern sich.

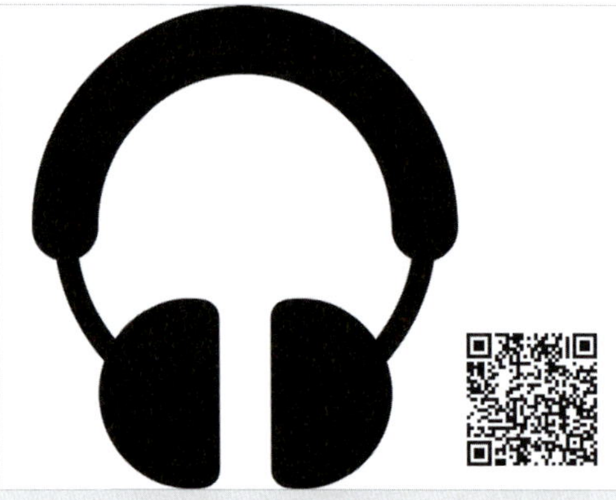

Audio 4.12 Funktionelle Dysphonie. R1B1H1, G1R1B1A1S 1, Rauigkeit steigert sich, Instabilität.

- Stimmeinsätze/Stimmabsätze (physiologisch, hart, fest, weich, behaucht)
- Sprechstimmlage (zu hoch/zu tief/angemessen) (▶ Audio 4.8, ▶ Audio 4.14, ▶ Audio 4.15)
- Sprechlautstärke (zu laut/zu leise/angemessen)

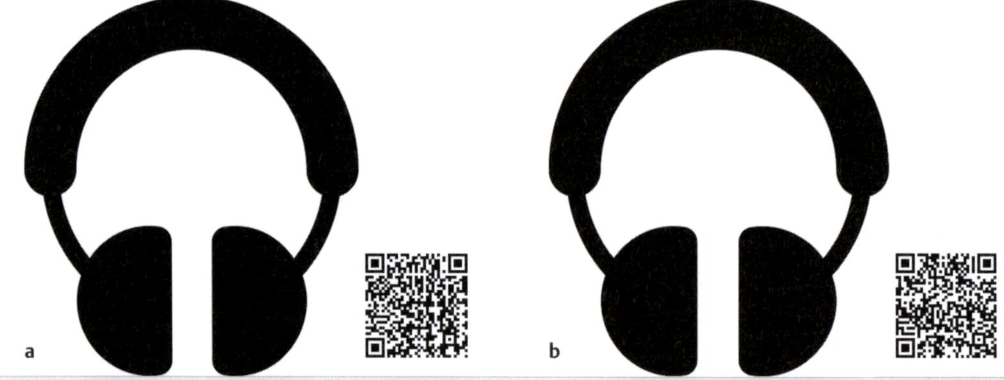

Audio 4.13 Funktionelle Dysphonie und Normalbefund.
a Normalbefund. R0B0H0, G0R0B0A0S 0.
b Funktionelle Dysphonie. R1B1H1, G1R1B1A1S 2, Instabilität, fluktuierende Qualität, gepresst.

Audio 4.14 Status nach Teilentfernung rechten Stimmlippe. R1B3H3, G3R1B3A2S 1, Diplophonie, erhöhte mittlere Sprechstimmlage.

Audio 4.15 Stimmlippenzyste. R0B1H1, G1R0B0A0S 1, mittlere Sprechstimmlage 1 Oktav über Durchschnitt.

4.2 RBH- und GRBAS-Skala

4.2.1 Anwendung der RBH-/GRBAS-Skala

Definition

RBH-/GRBAS-Skala

Die RBH- und die GRBAS-Skala sind strukturierte normierte Protokolle zur perzeptiven Beurteilung des Stimmklanges. Sie enthalten 3 bzw. 5 definierte perzeptive Merkmale, deren Ausprägung vom Untersucher auf einer Skala von 0 (nicht vorhanden) bis 3 (hochgradig ausgeprägt) beurteilt wird.

Mit der RBH-Skala werden die Merkmale Rauigkeit (R), Behauchtheit (B) und der Gesamteindruck der Heiserkeit (H) eingeschätzt (▶ Tab. 4.1). Die GRBAS-Skala schließt zusätzlich noch die Merkmale „Asthenia" (A = Asthenie, Schwäche) und „Strain" (S = Spannung) ein (▶ Tab. 4.2).

Jedes Untersuchungskriterium wird auf einer Intervallskala von 0 (nicht vorhanden) bis 3 (hochgradig ausgeprägt) anhand der Spontansprache bewertet (▶ Tab. 4.3).

Das Merkmal „Grading" (G) bzw. „Heiserkeit" (H) fasst den Gesamteindruck der Heiserkeit zusammen. Für die RBH-Skala gilt also immer:

H = Maximum von R oder B [Wendler et al., 2005, Ptok et al., 2006]

Analog hierzu gilt bei der GRBAS-Skala:

G = Maximum von R, B, A oder S [Hirano 1981].

Tab. 4.1 Definition und Übersetzung der Parameter der RBH-Skala und Vergleich mit den entsprechenden Merkmalen der GRBAS-Skala.

Abkürzung	Bedeutung	Englischer Begriff
	RBH-Skala	GRBAS-Skala
R	Rauigkeit	Roughness = R
B	Behauchtheit	Breathiness = B
H	Heiserkeit, Gesamteindruck	Hoarseness = Grading in GRBAS-Skala

Tab. 4.2 Definition und Übersetzung der einzelnen Parameter der GRBAS-Skala, Vergleich mit Merkmalen der RBH-Skala und mögliche Interpretation.

Abkürzung	Englisch	Übersetzung	Interpretation
G	Grading	Gesamteindruck, Heiserkeit = H	Ausprägungsgrad der Stimmstörung insgesamt
R	Roughness	Rauigkeit = R	unregelmäßige Stimmlippenschwingung (z. B. Neoplasie, Hyperfunktion)
B	Breathiness	Behauchtheit = B	Schlussinsuffizienz (z. B. Lähmung, Hypofunktion)
A	Asthenicity	Asthenie	Kraftlosigkeit, Schwäche
S	Strain	Spannung	Anspannung, Hypertonus

Tab. 4.3 Bewertungsskala der einzelnen RBH-Skala- bzw. GRBAS-Skala-Merkmale [Hirano 1981].

Schweregrad	Ausprägung des Symptoms
0	nicht vorhanden
1	leicht- oder geringgradig
2	mittelgradig
3	hochgradig

Beispielsweise wird notiert: „R1 B2 H2“ oder „G1 R1 B2 A2 S0“.

Ausnahmen hiervon sind:

- Aphonie: „RX B3 H3“
- alternierend harte Stimmeinsätze bei ansonsten unauffälligem Stimmklang: „R1 B0 H0“

4.2.2 Auswertung der RBH-/GRBAS-Skala

Anhand der Skalierung von 0–3 kann die Ausprägung der einzelnen Heiserkeitsmerkmale beurteilt werden (► Tab. 4.3).

Weiterhin geben die jeweiligen perzeptiven Merkmale Hinweise auf die Art der Erkrankung:

- **Rauigkeit** deutet in der Regel auf eine Irregularität im Schwingungsablauf der Stimmlippen hin. Dies kann durch strukturelle Veränderungen (z. B. Stimmlippenkarzinom, Stimmlippenpolyp) oder einen erhöhten Tonus bei der Phonation entstehen.
- **Behauchtheit** steht mit einer Glottisschlussinsuffizienz bei der Phonation in Zusammenhang. Asthenie und Spannung deuten auf die Art der Kompensation bei der Stimmbildung hin.

Zu beachten

- Ein differenziertes, abstrahierendes, wertfreies und systematisches Hören muss erlernt werden.
- Die professionelle Beurteilung eines Stimmklanges erfordert ein kontinuierliches Hörtraining.
- Zwischen der Spontansprache und dem Stimmklang in der Untersuchungssituation können Unterschiede auftreten.
- Mit der RBH-/GRBAS-Skala können nicht alle klinisch relevanten Charakteristika einer Stimme wie Stimmeinsätze oder Nasalität erfasst werden.
- Instabile Stimmen können stark fluktuierende Symptome zeigen.

Kapitel 5

Laryngoskopie und Stroboskopie

5 Laryngoskopie und Stroboskopie

5.1 Einführung

5.1.1 Warum und wann eine visuelle Untersuchung?

In das Repertoire der Diagnosemöglichkeiten von Stimmstörungen gehört zwingend die Visualisierung des stimmbildenden Organs Kehlkopf [Schwartz et al., 2009], [Mau, 2010].

Mittels der **Laryngoskopie** können strukturelle Veränderungen der Stimmlippen und die grobe respiratorische Stimmlippenbeweglichkeit beurteilt werden. Der Einsatz der **Stroboskopie** erlaubt eine detailliertere Erfassung des Schwingungsablaufs während der Phonation. Sie kommt zum Einsatz, wenn eine organische Veränderung ausgeschlossen werden konnte und eine unauffällige Stimmlippenmotilität besteht [Heman-Ackah, 2004].

Eine Stimmtherapie ohne eine vorangehende Bilddokumentation des Kehlkopfs ist generell nicht empfehlenswert. Umgekehrt reicht eine Bilddokumentation des Kehlkopfs nicht als alleinige Behandlungsgrundlage für eine Stimmtherapie aus. Die Laryngoskopie sowie die Stroboskopie sollten in Zusammenschau aller Ergebnisse erfolgen und entsprechend analysiert und interpretiert werden [Steen et al., 2008], [Carding et al., 2009], [Sulica, 2013].

Zu beachten

Gerade bei der häufig gestellten Diagnose „funktionelle Stimmstörung" sollten bis zum Beweis des Gegenteils eine minutiöse Bildanalyse und ein differenzierter Abgleich mit weiteren Ergebnissen der Stimmdiagnostik erfolgen. Im Idealfall kann das erhobene und interpretierte Bildmaterial mit den bestehenden Stimmbefunden in Einklang gebracht werden oder eine Diskrepanz zu den bestehenden Daten zeigen.

Im Falle von Unstimmigkeiten sind weitere diagnostische Schritte und eine kritische Revision aller Befunde notwendig, um eine klare Diagnose zu erzielen:

- Beispiel 1: Eine unzureichende Befunderhebung und der fehlende Nachweis von diskreten Narben im Bereich des Stimmlippenepithels führen zu vorschnellen Diagnosen wie „funktionelle Dysphonie" oder „Altersstimme".
- Beispiel 2: Eine über 1 Jahr durchgeführte – erfolglose – logopädische Stimmtherapie bei einem 8-jährigen Knaben, wo im Vorfeld der Therapie keine Endoskopie erfolgte, zeigte bei der anschließenden Darstellung des Kehlkopfs ein riesiges Larynxpapillom!

Moderne optische Systeme in Kombination mit einer digitalen Archivierung sind Teil einer umfassenden Stimmdiagnostik. Der problemlose Zugriff auf das Bild- und Filmmaterial erleichtert die Auswertung und diagnostische Zuordnung sowie die Verlaufsdokumentation und Vergleiche zwischen den Aufnahmen. Ferner ist es sinnvoll die Bilder im Patientengespräch zur Befunddemonstration und -diskussion einzusetzen [Sulica, 2013].

In den folgenden Abschnitten werden die hier vorgestellten Untersuchungsmethoden ausführlich mit Vor- und Nachteilen erörtert.

Merke

Wann sollte eine visuelle Untersuchung durchgeführt werden?
Immer zur Erst-, Verlaufs- und Abschlussuntersuchung bei Übungstherapie, vor und nach Eingriffen, bei unklarem Verlauf, sowie wenn keine/wenig Besserung bzw. eine Verschlechterung eintritt.

5.1.2 Voraussetzungen für eine Laryngoskopie

Die Laryngoskopie, die mit flexiblen oder starren Optiken durchgeführt werden kann, trägt nur dann entscheidend zur Diagnostik bei, wenn der Untersucher in der Lage ist, kleinste Stimmlippenveränderungen zur Darstellung zu bringen. An die bildliche Darstellung des Kehlkopfs sind daher generell höchste qualitative Ansprüche zu stellen. Ziel der Laryngoskopie ist die sachgemäße Beurteilung der laryngealen Strukturen und der groben laryngealen Funktionen.

Jedes Bild eines zu beurteilenden Kehlkopfs erfordert zunächst die Analyse und Deutung durch den Betrachter. Die Beurteilungsqualität dieser

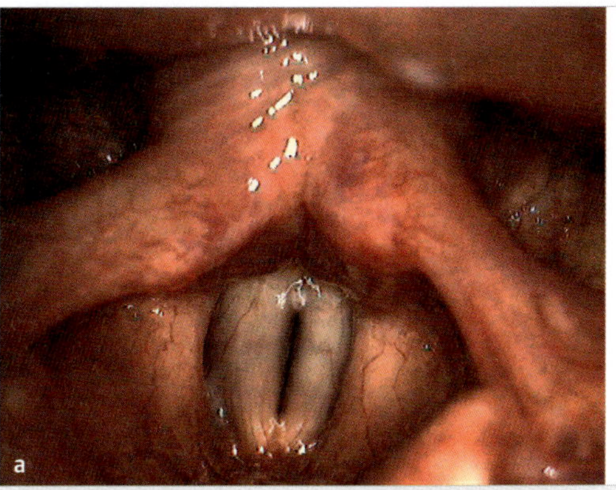

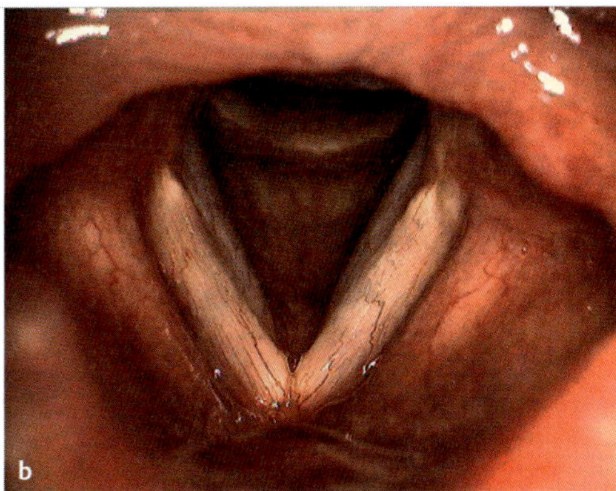

Abb. 5.1 Larynxdarstellung mit einer 90°-Optik bei einem gesunden Erwachsenen.
a Phonationsstellung.
b Respirationsstellung.

stark subjektbezogenen Interpretation setzt Erfahrung, Wissen und eine sorgfältige Betrachtung des Bildmaterials voraus [Rosen, 2005], [Mehta u. Hillman, 2008].

Moderne endoskopische Technologien bieten heute optische Vergrößerungen mit einer brillanten Bildqualität an, die auch für den geübten Diagnostiker eine Herausforderung sind: „Wie sind subtilste Veränderungen des Stimmlippenepithels zu deuten?" – „Sind die sichtbaren Alterationen des Epithels generell pathologisch oder doch unbedeutend für das bestehende Stimmproblem?"

Eine bessere Bildqualität suggeriert einen Objektivitätsanspruch, der nicht automatisch mit einer besseren Lesbarkeit für das Bilddokument einhergeht: Man sieht nur das, was man kennt!

Merke

Dem stimmtherapeutisch tätigen Logopäden empfiehlt es sich, einen „diagnostischen Blick" bei der Beurteilung von laryngoskopischen und stroboskopischen Bildbefunden zu entwickeln. Eine bessere Lesbarkeit, das heißt ein *Sehen-Lernen*, ergibt sich nur dann, wenn kontinuierlich und systematisch die Analyse von unzähligen gesunden und auffälligen Kehlkopfbefunden erfolgt.

5.2 Überblick: Visuelle Untersuchungsmethoden in Klinik und Praxis

5.2.1 Starre Laryngoskopie

Die starre Laryngoskopie, die mit speziellen 90°- oder 70°-Optiken durch den Mund erfolgt, ist immer noch das klassische Verfahren, um kleinste strukturelle Läsionen zu erkennen (▶ Tab. 5.1, ▶ Abb. 5.1). Das perorale Verfahren wird bei entsprechend manuellem Geschick des Untersuchers und Aufklärung des Patienten normalerweise gut

Tab. 5.1 Vor- und Nachteile der starren Laryngoskopie in der Praxis.

Vorteile	Nachteile
• in der Regel gute Bildqualität, Ausschluss kleinster struktureller Veränderungen möglich • grobe funktionelle Defizite werden erkannt (z. B. Stimmlippenstillstand) • ideales Verfahren für phonochirurgische Eingriffe in Oberflächenanästhesie • mit entsprechender technischer Ausstattung ist Laryngoskopie im Wechsel mit Stroboskopie möglich	• Technik setzt manuelles Geschick des Untersuchers voraus, um einen „Würgereflex", der bei einer kleinen Anzahl von Patienten besteht, zu umgehen • durch das Herausstrecken der Zunge ist kein natürliches Sprechen oder Singen möglich, d. h. die Stimmfunktion ist anders als beim spontanen Sprechen/Singen (Vokalphonation auf /i/)

Tab. 5.2 Vor- und Nachteile der flexiblen transnasalen Endoskopie in der Praxis.

Vorteile	Nachteile
• wird allgemein von den meisten Patienten gut toleriert • Visualisierung des Larynx und angrenzender Strukturen beim Sprechen, Singen und Schlucken ohne Zungentraktion, somit Untersuchung weitestgehend physiologischer Funktionen möglich • ideal bei vielen neurogenen Ursachen, da kein Einfluss durch die Zungentraktion besteht (u. a. Öffnungsweite bei Stimmlippenparesen, spasmodische Dysphonie, Tremor besser beurteilbar)	• potenzielle Verletzungsgefahr der Nasenschleimhaut • tendenziell schlechtere Auflösung, dadurch können kleinere Befunde übersehen werden

toleriert. Auch Kinder lassen sich unserer Erfahrung nach bereits ab dem 4.–5. Lebensjahr mit dieser Technik untersuchen [Mackiewicz-Nartowicz et al., 2011].

5.2.2 Flexible transnasale Endoskopie des Larynx

Die flexible transnasale Endoskopie des Larynx wird als diagnostisches Instrument in der ambulanten Praxis gehäuft eingesetzt (▶ Tab. 5.2). Sie ist das Mittel der Wahl, wenn eine weitgehend ungestörte funktionelle Beurteilung des Kehlkopfs und seiner angrenzenden Strukturen beim Reden und Singen erfolgen soll.

Die flexible Endoskopie wird auch bei eingeschränkter Stimmlippenbeweglichkeit favorisiert, da sie ohne ein störendes Herausstrecken der Zunge, wie sie bei der starren Endoskopie notwendig ist, auskommt. Die Bildqualität kann je nach eingesetzter Optik erhebliche Unterschiede aufweisen [Mau, 2010], [Sulica, 2011], [Sulica, 2013].

Zunehmend werden flexible Endoskope mit der bei starren Optiken bereits schon etablierten ***Chip-on-the-Tip-Technologie*** ausgestattet. Die mit einem Kamerachip am Ende des Endoskops ausgestatteten flexiblen Systeme liefern eine ausgezeichnete Bildqualität und konkurrieren zunehmend mit den starren optischen Systemen [Schröck et al., 2008].

5.2.3 Stroboskopie

Das komplexe Schwingungsverhalten der Stimmlippen bei der Phonation, das vom menschlichen Auge nicht erkannt werden kann, lässt sich mit Hilfe der Stroboskopie darstellen.

Die Stroboskopie als ergänzendes Instrument zur Endoskopie erlaubt eine genauere Beurteilung der Stimmlippenschwingungen während verschiedener Phonationsmanöver. Die individuellen Stimmleistungen werden dabei in verschiedenen Tonhöhen, Registern und Schallintensitäten erfasst.

Das stroboskopische Verfahren kann bei entsprechender technischer Ausstattung sowohl bei starren als auch bei flexiblen Optiken angewandt werden. Dem Betrachter muss bewusst sein, dass die Stroboskopie keine Echtzeitabbildung realer Stimmlippenoszillationen bei einer Phonation bietet.

Bei der Stroboskopie werden mit Hilfe einer stimmgrundfrequenzabhängigen Belichtung einzelne minimal zeitversetzte Bilder aus aufeinander folgenden Schwingungszyklen aufgenommen. Diese werden anschließend zu einem bewegten Film, der virtuelle Phonationsbewegungen zeigt, neu zusammengesetzt (▶ Abb. 5.2). Somit ist eine Zusammensetzung von Bildern aus unterschiedlichen aufeinanderfolgenden Phonationszyklen Grundlage für die klinische Beurteilung des Untersuchers.

Bei einer instabilen Phonation kommt das stroboskopische Verfahren an seine technischen Grenzen. Die Bildaufnahme kann z. B. bei einer irregulären Grundfrequenz nicht durchgeführt werden. So lassen sich bei der Stroboskopie irreguläre Stimmlippenschwingungen, wie sie bei mittel- und hochgradig heiseren (≥ H2) und aphonen Stimmen vorkommen, nicht korrekt abbilden und analysieren [Harries u. Morrison, 1996].

Zu beachten

Bei sehr heiseren, aphonen und diplophonen Stimmen ist die Stroboskopie nicht sinnvoll!

Die Stroboskopie ist ein sensitives und wichtiges Verfahren im klinischen Alltag, auch wenn sie stark von der subjektiven Beurteilung eines Untersuchers abhängt und technische Grenzen aufweist (▶ Tab. 5.3).

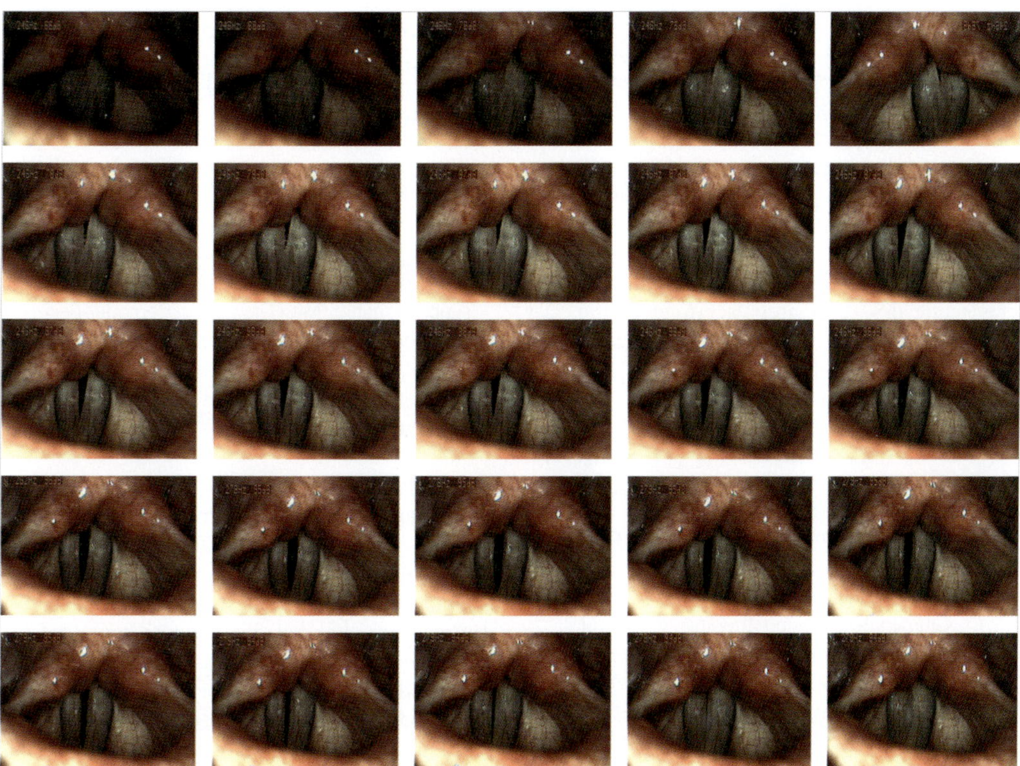

Abb. 5.2 Einzelne Phasen eines vollständigen virtuellen Schwingungszyklus (Phonationszyklus), der stroboskopisch aufgenommen wurde: Öffnungs-, Schließungs- und Schlussphase.

Tab. 5.3 Vor- und Nachteile der stroboskopischen Untersuchung in der Praxis.

Vorteile	Nachteile
Mittels Stroboskopie können anhand der Randkantenverschiebungen feine Pathologien (z. B. kleine Narben) erkannt werden.	Auswertung stark abhängig von Erfahrung des Untersuchers, große interindividuelle Variabilität der Beurteilung.
Das Verschlussmuster und Vibrationsverhalten der Stimmlippen kann beurteilt werden.	Bei heiseren und diplophonen Stimmen ≥ H2 nicht sinnvoll einsetzbar.
Bessere Differenzierung von Befunden möglich.	Keine Echtzeitdarstellung, daher virtuelles Bild eines Schwingungsablaufs.
	Randkantenverschiebung als dreidimensionales Phänomen nicht komplett beobachtbar, d. h. vertikale Bewegung von kaudal nach kranial nicht sichtbar.

Bis zu ein Drittel aller laryngoskopisch untersuchten Fälle erfährt durch die Stroboskopie eine Neubewertung einer zuvor gestellten Diagnose und in Folge dessen eine Änderung des bisherigen Therapiemanagements [Sataloff et al., 1991], [Casiano et al., 1992], [Brockmann, 2006].

Mit Hilfe der Stroboskopie lassen sich u. a. verminderte oder aufgehobene Randkantenverschiebungen (z. B. Narben, Stimmlippenmalignome) und pathologische Schlussmuster bei der Phonation nachweisen [Sataloff et al., 1991]. Die Stroboskopie bildet jedoch nicht die gesamte, umhüllende epitheliale Oberfläche des Stimmlippenkörpers ab, so dass Läsionen, die sich weiter nach medial und kaudal erstrecken, leichter übersehen werden können [Welham et al., 2007], [Bohlender, 2013].

Die Stroboskopie ist als alleiniges diagnostisches Verfahren zur Abklärung von funktionellen Stimmstörungen ungeeignet. Beispielsweise kann eine erhöhte supraglottische Aktivität durch das Herausziehen der Zunge bei der starren Laryngoskopie ausgelöst werden und den Eindruck einer hyperfunktionellen Stimmstörung suggerieren [Nospes et al., 2011].

Moderne Stroboskope sind größtenteils mit der **Chip-on-the-Tip-Technologie** ausgestattet. Die Archivierung des Filmmaterials erfolgt digital. Der Begriff Videostroboskopie sollte deswegen durch **digitale Stroboskopie** oder nur durch ***Laryngostroboskopie*** ersetzt werden.

Merke

Wann sollte eine Stroboskopie durchgeführt werden?
Zur Erst-, Verlaufs- und Abschlussuntersuchung. Im Rahmen einer Übungstherapie, direkt vor und nach einem Eingriff, bei unklarem Verlauf (keine/wenig Besserung oder Verschlechterung).

5.2.4 Hochgeschwindigkeitsglottografie

Die Hochgeschwindigkeitsglottografie (HGG) beruht auf einer endoskopischen Hochgeschwindigkeitsaufnahme in einem Echtzeitverfahren. Hierbei können mehr als 4 000 Einzelbilder pro Sekunde registriert werden. Dies erlaubt die Aufnahme ganzer natürlicher Schwingungszyklen und somit auch die exakte Beurteilung der Vibrationseigenschaften der Stimmlippen auch bei hochgradiger Heiserkeit [Hertegard, 2005].

In Zukunft werden Hochgeschwindigkeitsaufnahmen und die dazugehörigen Analysesysteme die bereits etablierten laryngoskopischen und stroboskopischen Verfahren ergänzen [Patel et al., 2008], [Kendall, 2009], [Mehta u. Hillman, 2012].

5.3 Laryngoskopie

5.3.1 Durchführung einer starren Laryngoskopie

Definition

Laryngoskopie
Die visuelle Darstellung des Larynx wird Laryngoskopie genannt. Mit Hilfe von starren oder flexiblen Endoskopen kann der Kehlkopf optisch eingesehen und untersucht werden (▶ Abb. 5.3). Die Laryngoskopie dient vor allem zum Ausschluss struktureller Pathologien.

Zuerst sollte der Untersuchungsvorgang detailliert erklärt werden [Ma u. Yiu, 2011]. Dann wird der Patient gebeten, sich bequem und möglichst entspannt im Untersuchungsstuhl hinzusetzen. Der Untersucher sitzt bei der Laryngoskopie auf Augenhöhe direkt gegenüber dem Patienten. Seitlich und für den Untersucher gut sichtbar, befindet sich der an das Laryngoskop angeschlossene Monitor des Endoskopieturms, der das aufgezeichnete Bild und die Filme archiviert und wiedergibt.

Im ersten Schritt wird eine **orientierende Untersuchung des Mund-Rachen-Raums** mit dem Zungenspatel durchgeführt. Diese kann einen ersten Hinweis auf einen erhöhten Tonus im Rachenraum oder einen erhöhten Würgreflex beim Patienten liefern.

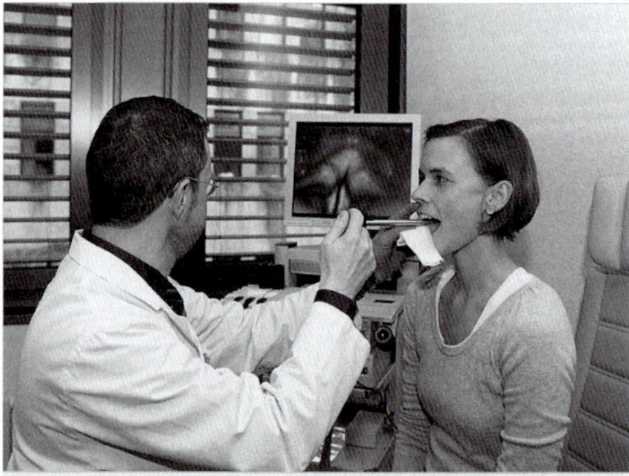

Abb. 5.3 Untersuchungssituation bei der starren Laryngoskopie und Stroboskopie mit einer 90-Grad-Optik.

Möglicherweise ist dann der Einsatz eines **Lokalanästhetikums** erforderlich. Die Anwendung eines Oberflächenbetäubungsmittel führt zu einem herabgesetzten Würgereiz bei der Endoskopie.

Merke

Einige Patienten haben für wenige Minuten das subjektive Gefühl, nicht mehr richtig schlucken oder atmen zu können. Diese möglichen Begleiterscheinungen sollten dem Patienten vor der Untersuchung erklärt werden, um eine stressfreie Untersuchung zu gewährleisten!

▶ **Untersuchungsablauf**

1. Der Patient wird aufgefordert, während der Untersuchung kontinuierlich und entspannt durch den Mund zu atmen.
2. Der Patient wird gebeten die Zunge herauszustrecken.
3. Die herausgestreckte Zunge wird mit einer Zungenkompresse umwickelt. Der Daumen und der Mittelfinger der nicht dominanten Hand halten dabei die herausgestreckte Zunge fest. Der oberhalb der Oberlippe gestützte Zeigefinger kann zur Stabilisierung beitragen (▶ Abb. 5.4).
4. Die dominante Hand führt die starre Optik transoral und in Richtung Mitte des Zungengrunds. Die Rachenhinterwand sollte dabei nicht berührt werden.
5. Beim Einführen der Optik soll der Patient ein langes /i/ in seiner mittleren Sprechstimmlage phonieren.

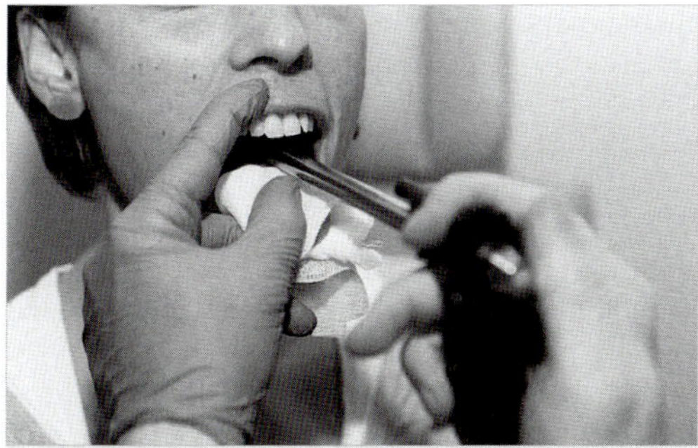

Abb. 5.4 Beispiel für das Halten der Zunge mit der linken Hand während die andere Hand das starre Endoskop führt.

Folgende ***Funktionsprüfung*** wird durchgeführt, wenn der Kehlkopf optimal eingesehen werden kann [Ma u. Yiu, 2011]:

1. Der Patient wird gebeten im schnellen Wechsel 4-mal hintereinander repetierend zu atmen und ein kurzes /i/ zu phonieren (= Wechsel Respiration/Phonation).
2. Der Patient wird aufgefordert für mehrere Sekunden nur zu atmen (= Respirationsstellung).
3. Das /i/ soll bei lauter und leiser Lautstärke phoniert werden.
4. Das /i/ soll bei hoher und tiefer Frequenz phoniert werden.
5. Das /i/ soll als Glissando von einem hohen Ton zu einem tiefen Ton und umgekehrt durchgeführt werden.

Diesem Untersuchungsablauf kann sich (bei entsprechender technischer Ausrüstung des starren Endoskops) direkt und ohne Unterbrechung eine Stroboskopie (S. 45) anschließen, die die Phonation in unterschiedlichen Tonhöhen, Lautstärken und Registern erfasst.

5.3.2 Durchführung einer flexiblen Endoskopie

Auch bei der flexiblen Endoskopie sollte der Untersuchungsablauf zunächst detailliert erklärt werden [Ma u. Yiu, 2011]. Anschließend wird der Patient gebeten, sich bequem und möglichst entspannt im Untersuchungsstuhl hinzusetzen.

Zuerst wird eine **vordere Rhinoskopie** mit dem Nasenspekulum durchgeführt. Es wird die Seite für die flexible transnasale Endoskopie gewählt, die keine Engstelle (z. B. Nasenscheidewandverkrümmung, geschwollene Nasenmuscheln) aufweist. Im Einzelfall sind abschwellende Nasentropfen und die Verwendung eines Lokalanästhetikums für die Nasenschleimhaut angezeigt.

Der Untersucher steht bei der flexiblen Endoskopie dem sitzenden Patienten leicht erhöht gegenüber (▶ Abb. 5.5).

▶ **Untersuchungsablauf**

1. Das flexible Endoskop passiert den unteren Nasengang in Richtung hintere Nasenhaupthöhle. Es empfiehlt sich neben der Beurteilung der anatomischen und strukturellen Verhältnisse der Nasenhaupthöhle, des Nasen-Rachen-Raums auch den velopharyngealen Verschluss zu überprüfen („Coca Cola“, „Papa packt ein

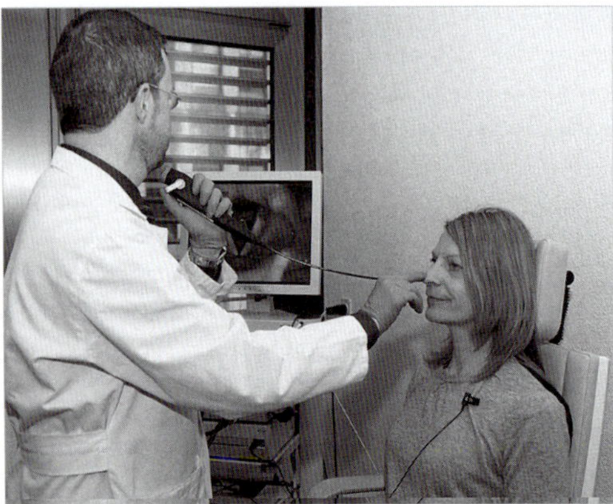

Abb. 5.5 Untersuchungssituation bei der flexiblen transnasalen Endoskopie.

Päckchen"). Anschließend wird das Endoskop bis auf Höhe der Epiglottisoberkante vorgeschoben.

2. Es erfolgt die Beurteilung der Zungenbasis (Herausstrecken der Zunge), der Sinus piriformes (Aufblasen der Wangentaschen) und des Larynx (zur Beurteilung struktureller Auffälligkeiten wird das Endoskop weiter vorgeschoben). Die funktionelle Überprüfung der Stimmlippenmotilität erfolgt idealerweise oberhalb des Epiglottisoberrands.

Die folgende ***Funktionsprüfung*** wird durchgeführt, wenn der Kehlkopf optimal eingesehen werden kann:

1. Zunächst erfolgt die Funktionsüberprüfung identisch wie bei der starren Laryngoskopie (S. 38).
2. Der Patient wird aufgefordert mehrfach hintereinander durch die Nase zu schnüffeln. Das Schnüffeln kann im schnellen Wechsel mit einem /i/ durchgeführt werden.
3. Der Patient wird aufgefordert zu sprechen (z. B. die Frage beantworten: „Wie sind Sie heute hier zu uns gekommen?" „Was haben Sie gestern zu Abend gegessen?) und zu singen (z. B.: „Der Mond ist aufgegangen", „Alle meine Entchen").
4. Weitere Funktionsüberprüfungen können eingebunden werden: Lachen, Summen, Flüstern, Seufzen, Räuspern und Husten.

Diesem Untersuchungsablauf kann sich bei entsprechend technischer Ausrüstung des flexiblen Endoskops direkt und ohne Unterbrechung eine Stroboskopie (S. 45) anschließen.

5.3.3 Beurteilungskriterien

Der Betrachter beurteilt ein zweidimensionales Bild des Larynx. Die visuelle Analyse sucht jeweils nach Abweichungen und Auffälligkeiten in Farbe, Form und Oberflächenbeschaffenheit – und interpretiert diese.

Folgende Kriterien sollten beurteilt werden:

- Larynxmorphologie
- Struktur der Stimmlippen und angrenzender Regionen. Eine detaillierte Beurteilung muss die gesamte Stimmlippenlänge erfassen.
- Schleimhaut des Larynx und angrenzender Bezirke
- Sekretauflagerungen
- Beurteilung der groben Stimmlippenbeweglichkeit beim Wechsel von Phonation zu Respiration
- Öffnungsweite der Glottisebene bei Respiration
- Tonus der Stimmlippen

Im Anschluss an die Untersuchung können die digital gespeicherten Bilder in Ruhe beurteilt sowie mit dem Patienten besprochen werden.

Zu beachten

- Kleine Befunde können übersehen oder falsch interpretiert werden.
- Schwingungsverlauf während der Phonation (ohne Stroboskopie) nicht beurteilbar.

5.3.4 Beispielhafte Befunde

Stimmlippenzyste

Diese Art der Zyste ist mit einem hauchdünnen Drüsenepithel ausgekleidet (Zystensack). Phonationstraumata und Abflussbehinderung von kleinsten Schleimdrüsen der Stimmlippe führen zu dieser typischen gutartigen Veränderung (▸ Abb. 5.6, ▸ Audio 5.1, ▸ Audio 4.15, ▸ Video 5.1, ▸ Video 5.2). Therapeutisch empfiehlt sich hier eine sorgfältige phonochirurgische Entfernung. Stimmlippenzysten sollten nicht mit sogenannten Sinus-morgagni-Zysten verwechselt werden (▸ Video 5.3).

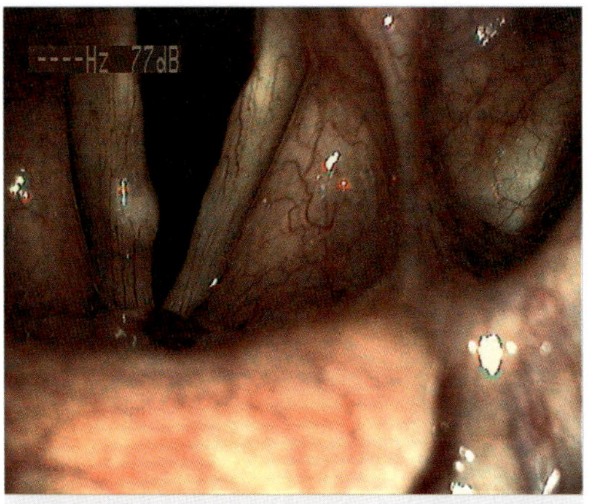

Abb. 5.6 Stimmlippenzyste rechts.

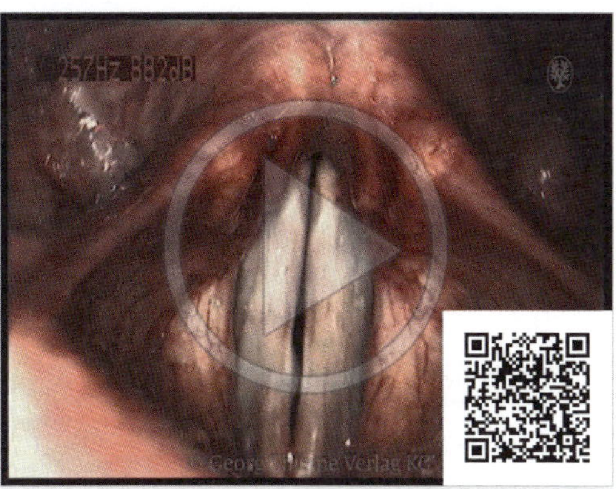

Video 5.2 Stimmlippenzyste rechts.

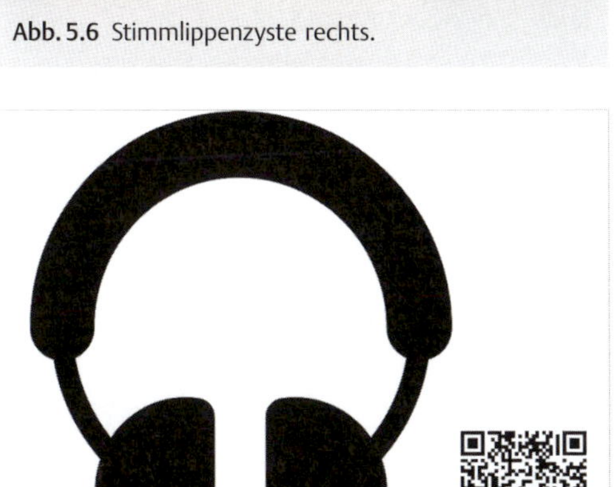

Audio 5.1 Pseudozyste. R2B1H2, G2R2B1A1S 2.

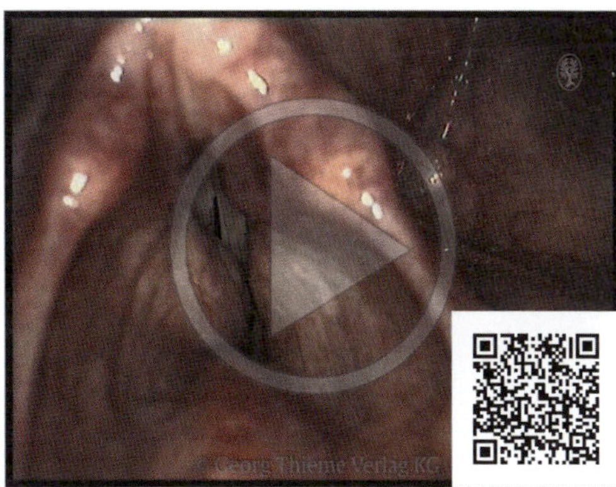

Video 5.3 Sinus-morgagni-Zyste rechts. Zystische Veränderung im vorderen Drittel des Sinus morgagni rechts.

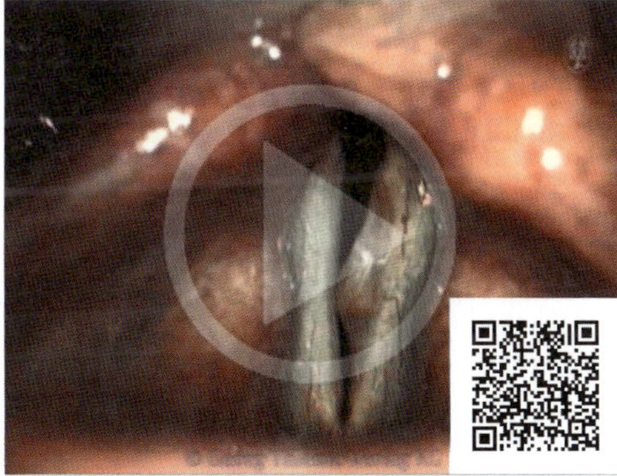

Video 5.1 Stimmlippenzyste links. Retentionszysten liegen innerhalb der Lamina propria und sind mit einem hauchdünnen Drüsenepithel ausgekleidet. Entzündliche Obstruktionen von Schleimdrüsen der Stimmlippe sowie mechanische Phonationstraumata begünstigen die Entstehung von Retentionszysten. Sekundäre Folge eines Phonationstraumas.

Reinke-Ödem

Reinke-Ödeme werden durch diffuse ödemartige Auftreibungen der oberflächlichen Schicht (= Reinke-Raum) der Lamina propria gebildet. Die Volumina dieser gutartigen Stimmlippenveränderungen können von zarten Ödemen bis hin zu grotesken Auftreibungen reichen (▶ Abb. 5.7, ▶ Video 5.4, ▶ Video 5.5).

Meist sind Frauen zwischen dem 40. und 60. Lebensjahr betroffen. Prädisponierend sind vor allem Inhalationsnoxen und eine hyperfunktionelle Stimmgebung. Die Sprechstimme der betroffenen Patientinnen ist meist tiefer und rauer („Whisky-Stimme").

Eine Therapie sollte sowohl in einer subtilen phonochirurgischen Reduktion des Reinke-Ödems als auch in der stimmtherapeutischen Behandlung der hyperfunktionellen Stimmbildung bestehen.

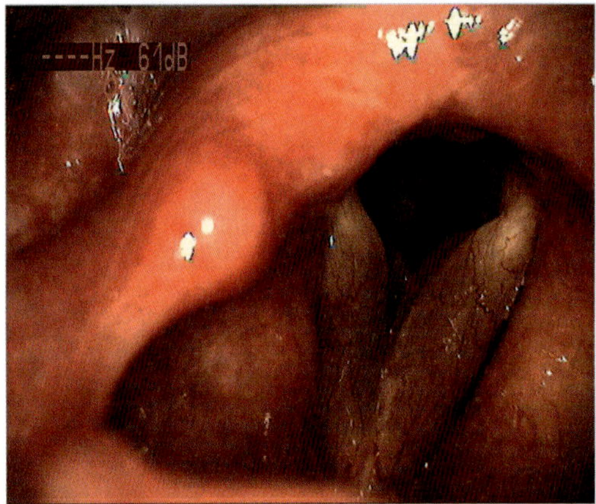

Abb. 5.7 Reinke-Ödeme beidseits.

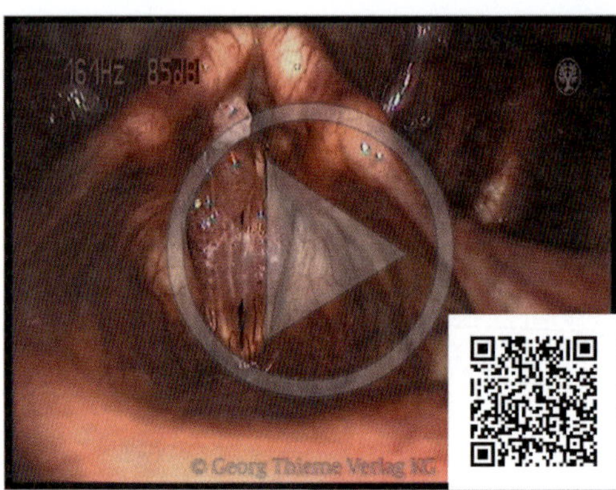

Video 5.5 Larynxpapillomatose beidseits. Papillombeete beider Stimmlippen (rechts > links).

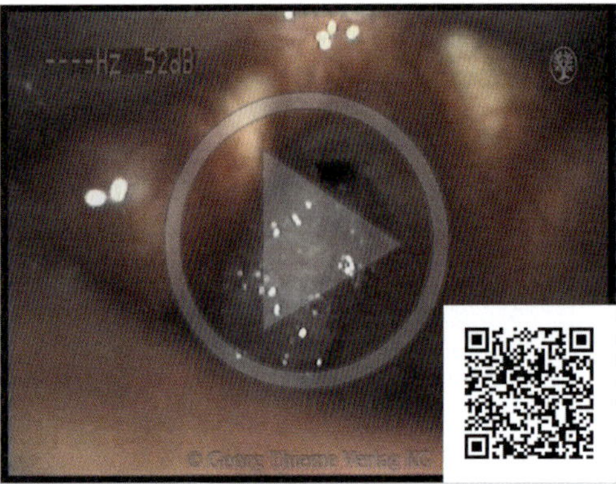

Video 5.4 Larynxpapillomatose beidseits. Ausgedehnte Papillomatose des Larynx; Glottisebene nicht einsehbar. Gutartiger epithelialer Tumor, der durch das Humane Papilloma-Virus ausgelöst wird. Tendenziell aggressives Wachstumsverhalten und Rezidivneigung. Klinischer Verlauf der Erkrankung lässt sich prinzipiell nicht vorhersagen. Häufig kontinuierliche Betreuung des Patienten notwendig.

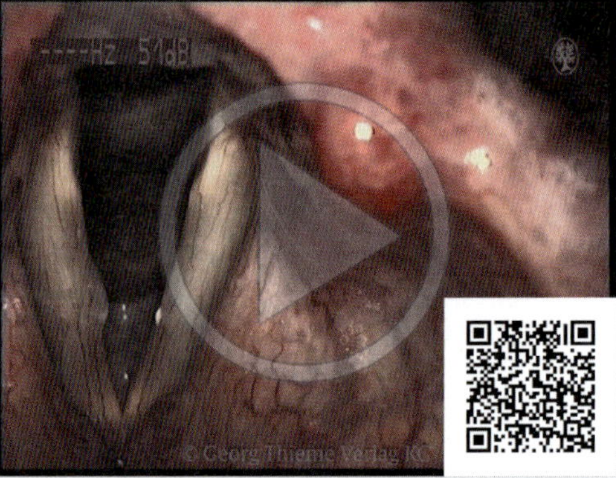

Video 5.6 Pseudozyste rechts. Umschriebene ödematöse, zystenähnliche Veränderung der Lamina propria im mittleren Stimmlippendrittel rechts.

Im klinischen Alltag wird meist das „Sandwich-Verfahren" angewandt: Stimmtherapie – Phonochirurgie – Stimmtherapie.

Ödemartige begrenzte Veränderungen im Bereich der Lamina propria finden sich bei sogenannten Pseudozysten (▶ Video 5.6).

Stimmlippenpolyp

Stimmlippenpolypen sind gutartige rundliche Veränderungen, welche sich meist einseitig am freien Rand der Stimmlippe befinden (▶ Abb. 5.8, ▶ Video 5.7, ▶ Audio 4.11 und Patientenbeispiel in Kap. 9.4) in Kap. 9.4).

Ursächlich wird ein akuter oder chronisch schädigender Stimmmissbrauch diskutiert. Infekte der oberen und unteren Atemwege, Allergien, ein gastroösophagealer Reflux, blutverdünnende Medikamente wie Azetylsalizylsäure und Inhalationsnoxen werden weiterhin als begünstigende Faktoren angenommen.

Die Stimmqualität korreliert häufig mit der Größe und der Lokalisation des Organbefunds.

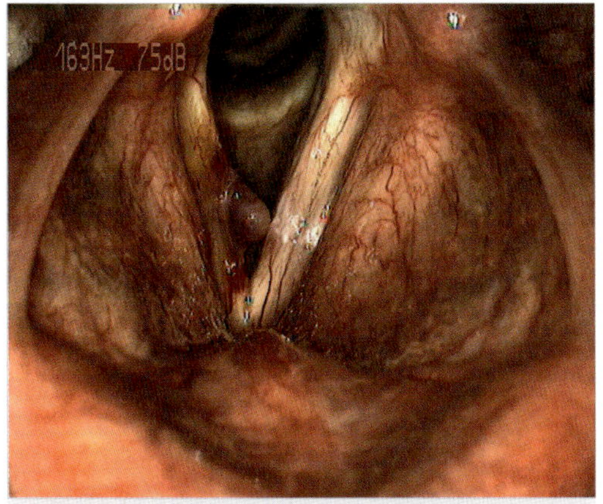

Abb. 5.8 Breitbasiger Stimmlippenpolyp rechts mit korrespondierender Pachydermie auf der linken Seite.

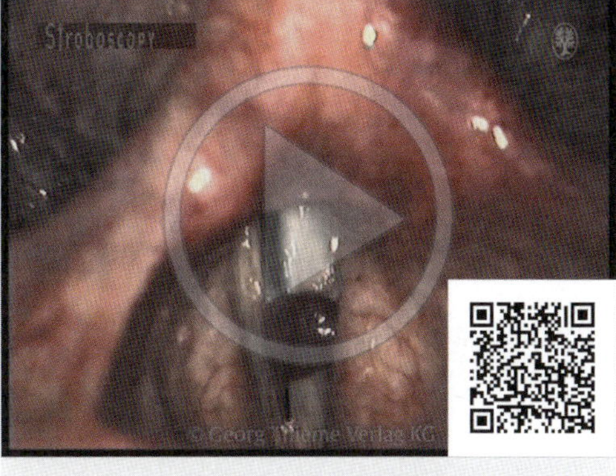

Video 5.7 Stimmlippenpolyp rechts. Breitbasiger angiomatöser Stimmlippenpolyp recht Folge akuter wie chronischer stimmschädigender Einflüsse Vorwiegend Erwachsene, die einer vermehrten Stimmbelastung im Berufsleben ausgesetzt sind, betroffen. Phonochirurgie Therapie der Wahl.

Chronische Kehlkopfentzündung vs. Stimmlippenkarzinom

Auf den ersten Blick lassen sich chronische Kehlkopfentzündungen von einem Karzinom nicht immer eindeutig unterscheiden (▶ Abb. 5.9, ▶ Abb. 5.10, ▶ Video 5.8, ▶ Video 5.9, ▶ Video 5.10, ▶ Audio 5.2).

Eine Vielzahl von Faktoren kann die Entstehung von chronischen Laryngitiden begünstigen: v. a. Inhalationsnoxen, Infekte der oberen und unteren Atemwege, vermehrte Mundatmung, eine ungünstige Stimmtechnik, gastroösophagealer Reflux. Eine Behandlung sollte diese verschiedenen ursächlichen Aspekte berücksichtigen.

Merke

Kommt es unter der Therapie nicht innerhalb weniger Wochen zu einer wesentlichen Verbesserung des Organbefunds, muss immer an ein Karzinom gedacht werden. Nur eine sorgfältige mikroskopische Beurteilung des Kehlkopfs in Narkose und Probeentnahmen von verdächtigen Geweberegionen können zur Diagnosefindung beitragen.

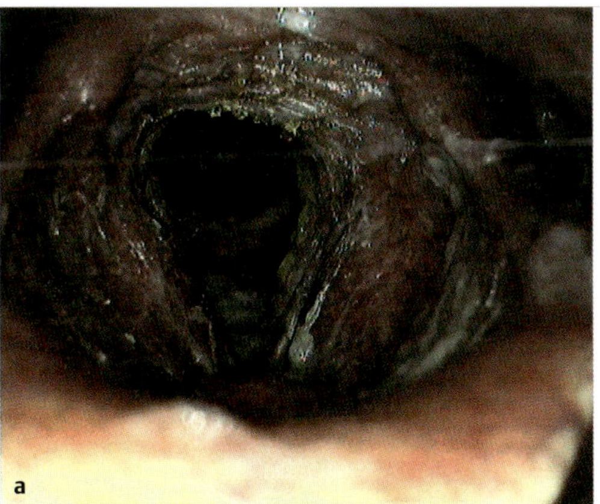

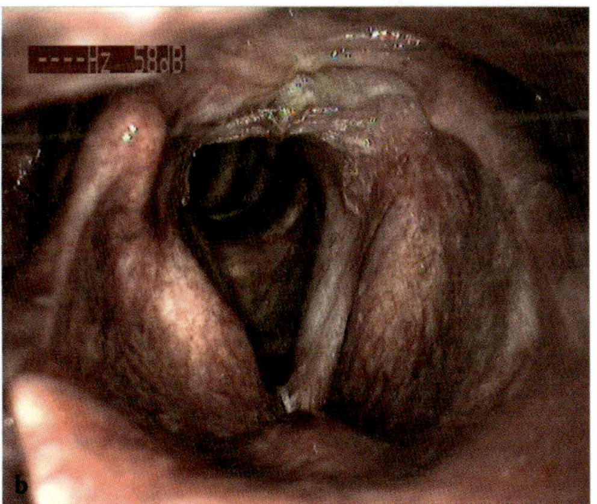

Abb. 5.9 Chronische Kehlkopfentzündung.
a Vor Inhalationstherapie.
b Nach Inhalationstherapie.

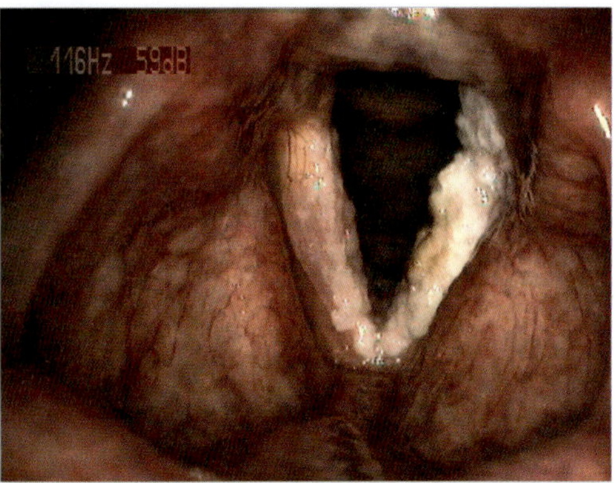

Abb. 5.10 Stimmlippenkarzinom beidseits. Bei der stroboskopischen Untersuchung dieser Veränderungen ließen sich bei der Phonation keine Randkantenverschiebungen und Amplituden mehr nachweisen, so dass von einem infiltrierenden Prozess ausgegangen werden musste. Eine spätere feingewebliche Untersuchung ergab ein Stimmlippenkarzinom.

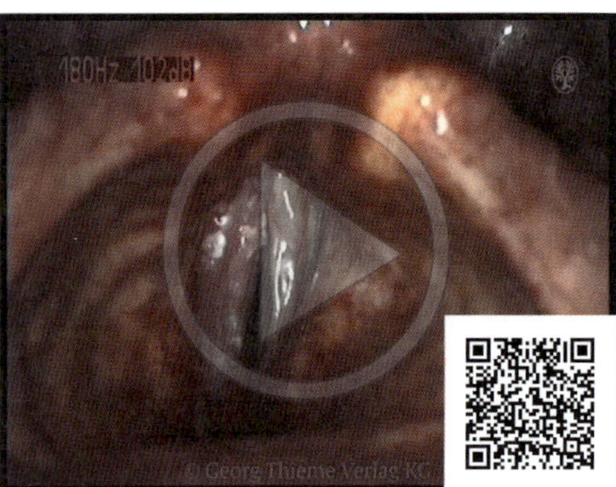

Video 5.8 Chronische Laryngitis. Stimmlippen verdickt und gerötet mit weisslichen Auflagerungen. Ursache multifaktoriell: u. a. Inhalationsnoxen, Sodbrennen, Bronchitis, vermehrte Mundatmung, Sinusitiden, falsche Stimmtechnik. Randkantenverschiebungen reduziert und phasenverschoben, aber noch vorhanden.

Larynxpapillomatose

Papillomatosen des Larynx werden durch Humane Papilloma-Viren (HPV) verursacht. Charakteristisch für diese Wucherungen sind die himbeer- oder blumenkohlartig beschriebenen Veränderungen (▶ Abb. 5.11, ▶ Video 5.4, ▶ Video 5.5). Teilweise zeigen Papillome ein aggressives Wachstumsverhalten und eine Tendenz zu Rezidiven.

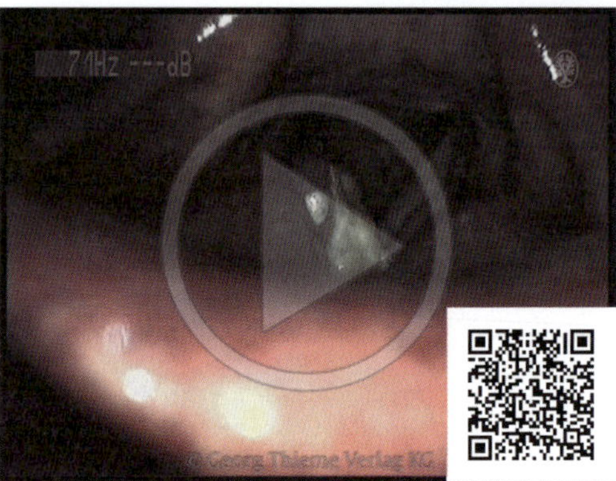

Video 5.9 Stimmlippenkarzinom rechts. Bösartiger Tumor der rechten Stimmlippe. Derbe Auftreibung der rechten Stimmlippe.

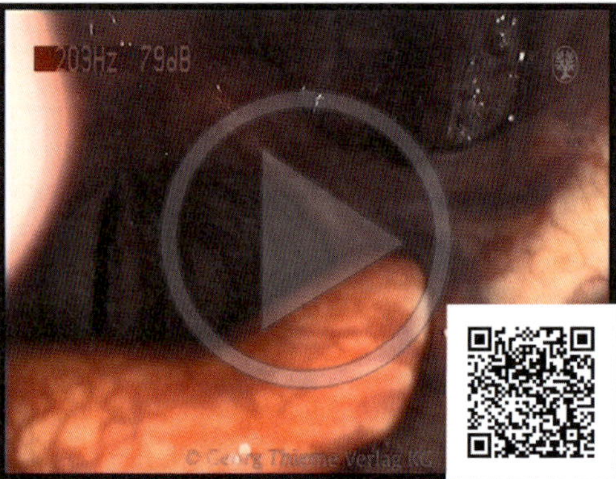

Video 5.10 Stimmlippenkarzinom links. Bösartiger Tumor der linken Stimmlippe (phonatorischer Stillstand).

Audio 5.2 Stimmlippenkarzinom, R1B2H2, G2R1B2A1S 0.

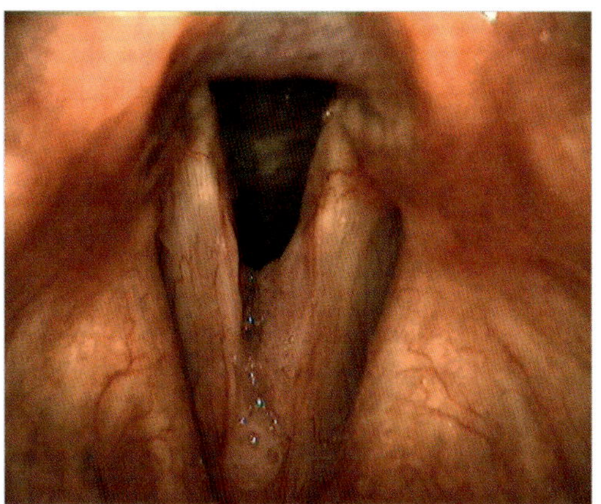

Abb. 5.11 Larynxpapillomatose.

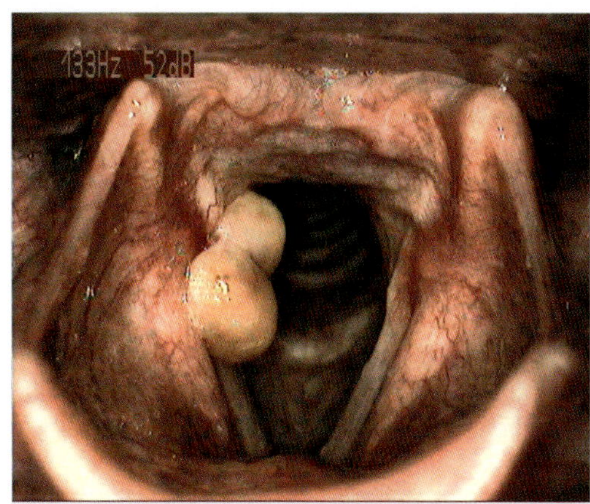

Abb. 5.12 Gelapptes Kontaktgranulom rechts.

Wiederkehrende operative Abtragungen müssen sorgfältig geplant und durchgeführt werden, um postoperative Narbenbildungen, die mit einer eingeschränkten stimmbezogenen Lebensqualität einhergehen können, zu vermeiden.

Kontaktgranulom

Kontaktgranulome gehören zu den gutartigen chronisch-entzündlichen Veränderungen des Kehlkopfs. Sie befinden sich ausschließlich im hinteren Stimmlippendrittel (kartilaginärer Anteil) der Aryregion (► Abb. 5.12, ► Video 5.11).

Ein extremes unphysiologisches Aufeinanderschlagen der Processus vocales (Hammer-Amboss-Prinzip) bei der Stimmbildung oder beim Husten kann zu diesen Organveränderungen führen. Eine mikrochirurgische Entfernung empfiehlt sich jedoch nicht automatisch, da es nach der Operation gehäuft zu Rezidiven kommt. Viel eher sollte eine konservative Stimmtherapie in Kombination mit Protonenpumpeninhibitoren (der gastroösophageale Reflux wird als begünstigender Co-Faktor angenommen) in Betracht gezogen werden.

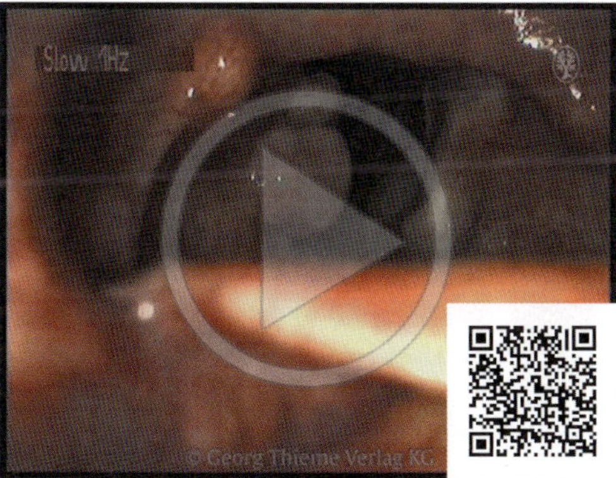

Video 5.11 Kontaktgranulom rechts. Gutartige chronisch entzündliche Veränderungen im kartilaginären Stimmlippendrittel. Folge einer Entzündung und einer traumatisch mechanischen Mukosaschädigung der posterioren Glottis: „Hammer-Amboss".

5.4 Stroboskopie

5.4.1 Durchführung

Definition

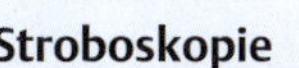

Stroboskopie

Mit Hilfe der Stroboskopie werden komplexe Schwingungsverläufe der Stimmlippen bei der Phonation, die dem menschlichen Auge verborgen bleiben, sichtbar gemacht. Eine stimmgrundfrequenzabhängige Belichtung von periodischen Schwingungen ist die Voraussetzung für die Stroboskopie.

Zunächst entspricht das Vorgehen dem Untersuchungsprotokoll für die starre (S. 38) oder flexible Endoskopie (S. 39) des Larynx [Ma u. Yiu, 2011].

5.4.2 Beurteilungskriterien

Lässt sich eine Stroboskopie durchführen, so kann eine Vielzahl unterschiedlicher Kriterien in die Analyse einfließen. Bei der stroboskopischen Beurteilung müssen die Schwingungsphasen immer in Abhängigkeit zur gewählten Tonhöhe in Hz und zur Lautstärke in dB(A) analysiert werden. Es gibt eine Vielfalt an unterschiedlichen Beurteilungskriterien, deren klinische Aussagekraft diskutiert wird [Nawka u. Konerding, 2012].

In der Praxis empfiehlt sich ein systematisches Vorgehen [Rosen, 2005], [Seidner u. Nawka, 2012]. Zunächst wird jede einzelne Stimmlippe betrachtet; anschließend werden beide Stimmlippen in ihrem Schwingungsverhalten zueinander beurteilt [Böhme u. Gross, 2005], [Rosen, 2005], [Nawka u. Konerding, 2012]:

- Stimmlippenrand
- Form des Glottisschlusses
- supraglottische Aktivität
- Vibrationsverhalten (jeweils normal, leicht auffällig, mittelgradig auffällig, hochgradig auffällig)
- Amplituden
- Randkantenverschiebung
- Symmetrie
- Periodizität
- Vibration der gesamten Stimmlippenlänge

Weiterhin lassen sich bei besonderen Fragestellungen die Öffnungs- und Schließungsphase sowie die Schlusszeit in einer Schwingungsperiode und das Verhältnis der einzelnen Phasen zueinander bestimmen (▸ Abb. 5.13, ▸ Video 5.7, ▸ Audio 4.11).

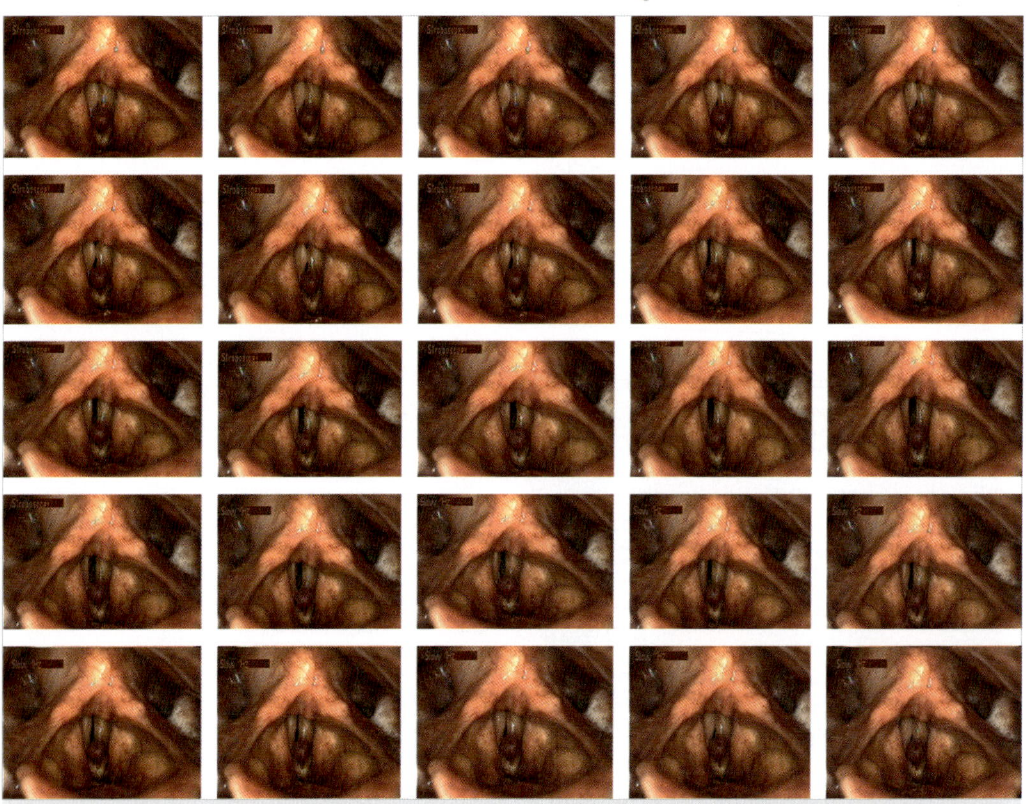

Abb. 5.13 Stroboskopische Dokumentation eines Schwingungszyklus bei einem Stimmlippenpolypen links (Öffnungs-, Schließungs- und Schlussphase). Darstellung der veränderten Schwingungseigenschaften bei gutartigen Veränderungen auf Stimmlippenebene.

Zu beachten

- bei heiseren Stimmen (≥ H2) bedingt einsetzbar
- Interpretation stark abhängig von der Erfahrung des Untersuchers
- große interindividuelle Variabilität der Beurteilung
- keine Echtzeitdarstellung
- Randkantenverschiebung als dreidimensionales Phänomen nicht komplett beobachtbar
- diskrete funktionelle Stimmstörungen nicht sicher diagnostizierbar
- spezifische fundierte Ausbildung für Anwendung nötig (Phoniatrie)

Kapitel 6

Instrumentelle akustische Analysen

6

6 Instrumentelle akustische Analysen

6.1 Einführung

6.1.1 Was sind instrumentelle akustische Analysen?

Instrumentelle oder objektive akustische Analysen sind ein Sammelbegriff für computerbasierte Messungen der akustischen Eigenschaften einer Stimme [Carding et al., 2004].

Hierfür wird ein Patient beim Sprechen, Singen oder bei der Phonation eines Vokales aufgenommen, und definierte Merkmale wie die Tonhöhe, die Sprechlautstärke, das Obertonspektrum oder die Unregelmäßigkeit (Irregularität) des Stimmtones werden automatisch mit einem Computerprogramm berechnet [Baken u. Orlikoff, 2000].

Instrumentelle Analysen dienen dazu, die akustischen Eigenschaften einer Stimme objektiv zu ermitteln [Baken u. Orlikoff, 2000], [Mehta u. Hillman, 2008], [Carding et al., 2009], [Brockmann-Bauser u. Drinnan, 2011].

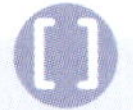

Definition

Instrumentelle akustische Analysen
Mit instrumentellen akustischen Analysen werden definierte akustische Merkmale wie die Tonhöhe, Lautstärke oder Irregularität der menschlichen Stimme berechnet.

In ▶ Abb. 6.1 sind 2 Beispiele für Sinuswellen mit unterschiedlicher Tonhöhe (Grundfrequenz in Hz) und Lautstärke (Amplitude in dB(A)) dargestellt. Die menschliche Stimme ist jedoch wesentlich komplexer als diese Beispiele und physikalisch gesehen ein Klang, der aus einem Grundton und mehreren Obertönen besteht (▶ Abb. 6.3). Abbildung 6.3 illustriert dies am Beispiel eines Oszillogrammes einer gesunden Männerstimme. Neben der größten Wellenform, der Grundfrequenz, treten immer auch kleinere Wellen, die Obertöne, auf. Die Verläufe und die Intensität von Grund- und Obertönen können mit Spektrogrammen detailliert dargestellt werden. Zusätzlich sind natürliche Unregelmäßigkeiten in der Grundfrequenz (Jitter) und der Amplitude (Shimmer) sichtbar.

Zur Stimmdiagnostik und für Verlaufskontrollen werden im europäischen und US-amerikanischen Raum empfohlen [Titze, 1995], [Dejonckere et al., 2001], [Carding et al., 2004], [Mehta u. Hillman, 2008]:

- Messungen von Stimmumfangsprofilen (SUM)
- Irregularitätsmessungen (Jitter, Shimmer)
- Sonagramme (Spektrogramme)
- kombinierte Parameter zur Klassifikation von Stimmstörungen (Dysphonia Severity Index)

Stimmumfangsprofile (SUM) oder **Stimmfelder (Phonetogramme)** beruhen auf einer quantitativen computergestützten Messung des Lautstärken- und Tonhöhenumfangs einer Stimme beim Sprechen (Sprechstimmprofil) und Singen (Singstimmprofil). Anhand von verschiedenen stimmlichen Aufgaben werden individuelle Leistungsprofile von der minimal zur maximal erzielten

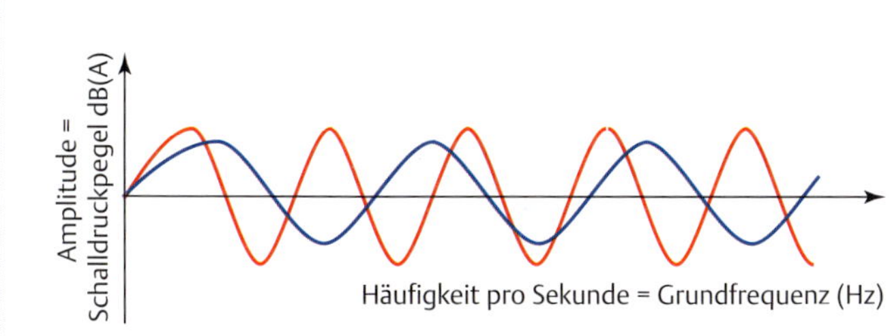

Abb. 6.1 Das Schema zeigt 2 einfache akustische Wellen (Sinuswellen). Die Tonhöhe bzw. Grundfrequenz wird als Anzahl der vollständigen akustischen Zyklen pro Sekunde in Hertz (Hz) gemessen. Die Lautstärke oder Amplitude wird als Schalldruckpegel in dB(A) angegeben. In diesem Beispiel hat die rote akustische Welle eine höhere Grundfrequenz und eine größere Amplitude, sie klingt also höher und lauter.

Tonhöhe in Hz und Lautstärke in dB(A) ermittelt [Pabon u. Plomp, 1988], [Dejonckere et al., 2001], [Pabon et al., 2011]. ► Abb. 6.2 zeigt das Sprech- und Stimmprofil einer gesunden Frau.

Die mit Abstand am häufigsten angewendeten und empfohlenen **Irregularitätsparameter** sind *Jitter und Shimmer* [Titze, 1995], [Dejonckere et al., 2001], [Brockmann-Bauser u. Drinnan, 2011]. Mit **Jitter** wird die Unregelmäßigkeit des Grundtons einer Stimme von einer akustischen Welle zur nächsten gemessen. Analog dazu misst **Shimmer** die Abweichung der Lautstärke von einer Schwingung zur nächsten (► Abb. 6.3).

Spektrogramme oder Sonagramme stellen das gesamte Klangspektrum einer Stimme mit ihrer Grundfrequenz und den dazugehörigen Obertönen dar (► Abb. 6.4). Das Obertonspektrum wird durch die Größe und Form des Vokaltrakts beeinflusst. Somit können indirekt Informationen über die Resonanzfunktion gewonnen werden [Baken u. Orlikoff, 2000], [Verdaguer et al., 2008].

Kombinierte Parameter für Dysphonie bemessen den Schweregrad von Stimmstörungen. Hierfür wird aus mehreren akustischen Merkmale einer Stimme oder stimmlichen Beschwerden eine Kennzahl errechnet, die den Grad der Stimm-

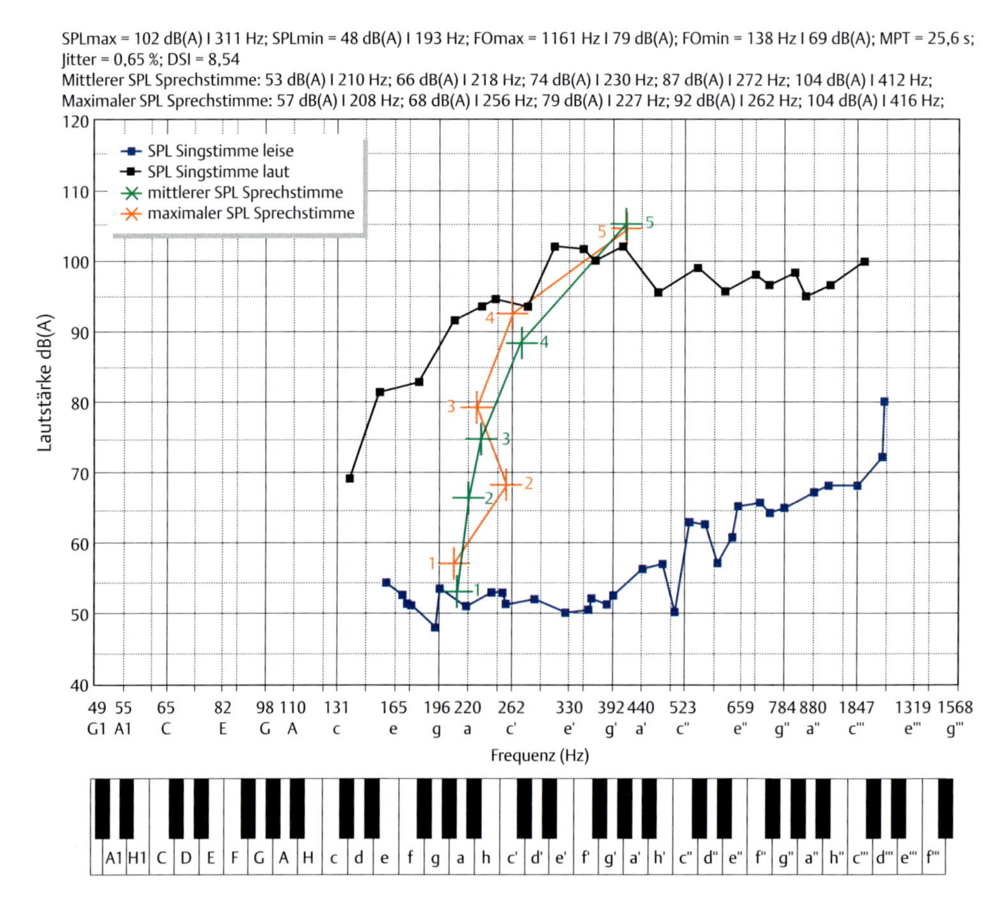

Abb. 6.2 Beispiel eines Stimmumfangsprofils der Sprech- und Singstimme einer Frau. Dieses Bild zeigt das Leistungsprofil einer gesunden Frauenstimme. Auf der Y-Achse wird die Lautstärke in dB(A) und auf der X-Achse die Tonhöhe (Hz und musikalische Notation) eingetragen. Die blaue Linie zeigt die leise und die schwarze Linie die laute Stimmgebung. Grüne Kreuze bezeichnen die Mittelwerte für die Sprechlautstärke bei der entsprechenden Tonhöhe bei den einzelnen sprecherischen Aufgaben. In orange sind die Maximalwerte der Sprechlautstärke pro Frequenz eingezeichnet.

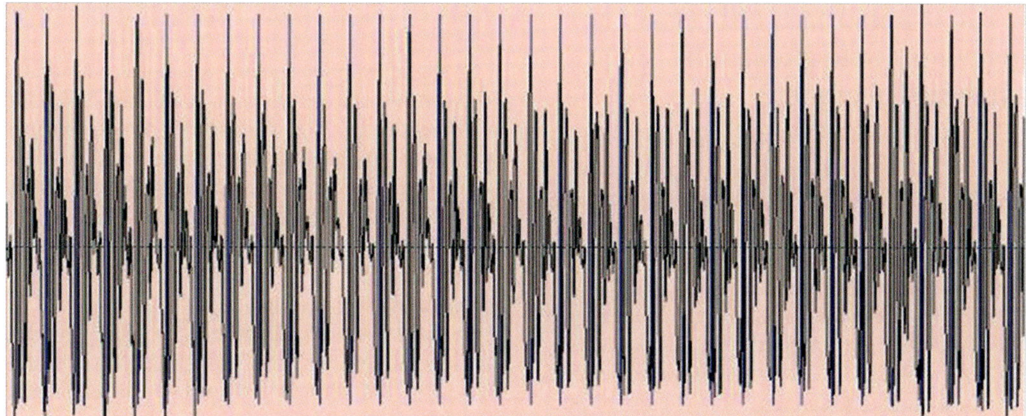

Abb. 6.3 Stimmaufnahme. Aufnahme einer gesunden Männerstimme mittels der Software PRAAT als Oszillogramm dargestellt (Boersma u. Weenink, 2009). Die blauen Linien zeigen jeweils den Hauptzyklus der akustischen Welle an. Dieser bestimmt die Grundfrequenz (Hz). Neben der Hauptwelle sind kleinere Wellenformen, die Obertöne, zu erkennen. Es sind auch natürliche Unregelmäßigkeiten in der Grundfrequenz (Jitter) und der Amplitude (Shimmer) sichtbar.

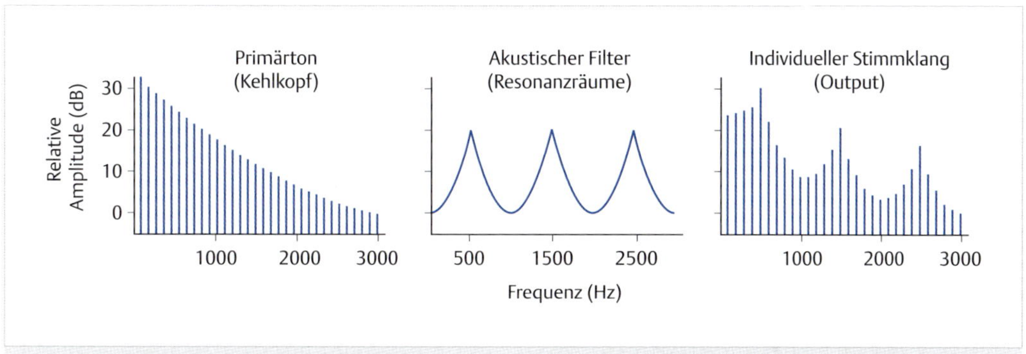

Abb. 6.4 Schematische Darstellung der Filterfunktion der Resonanzräume. Im Kehlkopf wird der Primärton (linkes Bild) erzeugt, der ein bestimmtes Obertonmuster aufweist. Durch die akustischen Resonanzeigenschaften des Vokaltrakts werden bestimmte Frequenzbereiche gedämpft und andere verstärkt (Mitte). Als Ergebnis entsteht der individuelle Stimmklang (rechts).

störung objektiv beschreiben soll [Wuyts et al., 2000], [Dejonckere et al., 2001], [Storck et al., 2007].

6.1.2 Warum instrumentelle akustische Parameter messen?

Akustische Messungen erlauben eine Einschätzung der individuellen Leistungsfähigkeit und der akustischen Eigenschaften einer Stimme [Baken u. Orlikoff, 2000], [Mehta u. Hillman, 2008], [Pabon et al., 2011]. Stimmumfangsprofile, Irregularitätsmessungen und Spektrogramme orientieren sich am Output des stimmerzeugenden Systems [Baken u. Orlikoff, 2000].

Somit ermöglichen akustische Messungen eine differenziertere Analyse funktioneller Aspekte von Stimmstörungen [Titze, 1995], Dejonckere et al., 2001], [Pabon et al., 2011]. Dies sind wesentliche Kriterien, um Verbesserungen nach Behandlungen (unabhängig von der Art der Behandlung) objektiv nachweisen zu können. Zusätzlich können sinnvolle Schwerpunkte für eine Übungstherapie ermittelt werden.

6.1.3 Wann und wofür sind instrumentelle akustische Analysen geeignet?

Instrumentelle akustische Analysen werden generell zur Erstdiagnose, Bewertung von intraindividuellen Veränderungen innerhalb eines Patienten sowie zu Studienzwecken eingesetzt [Titze 1995], [Baken u. Orlikoff 2000a, [Baken u. Orlikoff 2000b]. Somit sind alle instrumentellen akustischen Messungen Bestandteil von Erstuntersuchungen und allen folgenden Kontrolluntersuchungen.

Die einzelnen Methoden sind jedoch unterschiedlich gut zur Erkennung oder Dokumentation von Stimmproblemen geeignet [Carding et al., 2004], [Jones et al., 2006], [Mehta u. Hillman, 2008], [Carding et al., 2009], [Riedmüller et al., 2010], [Brockmann-Bauser u. Drinnan, 2011]. Deswegen wird die Anwendung von Stimmumfangsprofilen, Irregularitätsmessungen, Sonagrammen und kombinierten Parametern für Dysphonie im folgenden Kapitel im Einzelnen diskutiert.

6.1.4 Sind instrumentelle akustische Analysen immer objektiv?

Da akustische Analysen von spezialisierten Computerprogrammen automatisiert durchgeführt werden, sind die Messergebnisse im Prinzip objektiv [Carding et al., 2004], [Brockmann-Bauser u. Drinnan, 2011]. Deswegen werden akustische Messungen den subjektiven Methoden wie perzeptiven Untersuchungen (z. B. mittels GRBAS-Skala) als überlegen beschrieben [Baken u. Orlikoff, 2000].

Ergebnisse instrumenteller akustischer Messungen sind durch eine Reihe von Faktoren beeinflussbar. Die Aufnahmesituation, die Testanweisungen des Untersuchers oder der Aufnahmezeitpunkt können erhebliche Auswirkungen haben [Rabinov, 1995], [Carding et al., 2004], [Mehta u. Hillman, 2008], [Carding et al., 2009], [Brockmann-Bauser u. Drinnan, 2011].

Deshalb sollten die Stimmaufnahmen für akustische Analysen immer nach einem standardisierten Vorgehen durchgeführt werden [Schutte u. Seidner, 1983], [Nawka et al., 2006], [Ma u. Yiu, 2006], [Riedmüller et al., 2010]. Bisher gibt es hierzu jedoch keine einheitlichen oder nur unzureichend beschriebene Standards [Carding et al., 2004], [Mehta u. Hillman, 2008], [Carding et al., 2009], [Brockmann-Bauser u. Drinnan, 2011].

Zusätzlich können rein messtechnische Einflussfaktoren wie die verwendete Hard- und Software oder einfacher Umgebungslärm Ergebnisse so stark beeinflussen, dass sie zwischen unterschiedlichen Kliniken oder Praxen nicht vergleichbar sind. Auch können unterschiedliche Analyseprogramme vor allem für Irregularitätsparameter (Jitter, Shimmer) deutlich unterschiedliche Normwerte aufweisen [Titze, 1995], [Deliyski et al., 2006]. Aus diesen Gründen ist eine genaue Dokumentation der Messbedingungen (Hard- und Software, Aufnahmebedingungen) entscheidend, um Messergebnisse sinnvoll interpretieren und miteinander vergleichen zu können.

6.2 Anwendungsgebiete von instrumentellen akustischen Messmethoden in Klinik und Praxis

6.2.1 Stimmumfangsprofil

Stimmumfangsprofile (SUM) werden angewendet, um die funktionellen Auswirkungen von Stimmstörungen anhand der Einschränkungen im individuellen Lautstärken- und Tonhöhenumfang einer Stimme beim Sprechen (Sprechstimmprofil) und Singen (Singstimmprofil) zu beurteilen [Dejonckere et al., 2001]. Gesunde Stimmen weisen jedoch unter anderem abhängig vom Trainingszustand und vom Alter erhebliche Leistungsunterschiede auf [Baken u. Orlikoff, 2000], [Pabon et al., 2011], [Schneider et al., 2010]. Zudem beruhen vorhandene Normwerte für Stimmumfangsprofile teilweise auf wenig repräsentativen Gruppen [Schultz-Coulon u. Asche, 1988], [Heylen et al., 2002], [Schneider et al., 2010].

Unterschiedliche Erkrankungen können jedoch gleiche Einschränkungen im Stimmfeld verursachen, was die Interpretation von Stimmumfangsprofilen zusätzlich erschwert [Ma u. Yiu, 2006], [Ma et al., 2007], [Riedmüller et al., 2010].

Anhand altersbezogener Richtwerte können Auffälligkeiten

- der mittleren Sprechstimmlage und
- der Sprechlautstärke

erhoben werden [Baken u. Orlikoff, 2000], [Schneider et al., 2010], [Pabon et al., 2011], [Siupsinskiene u. Lycke, 2011].

Zudem können intraindividuelle Unterschiede

- im Tonumfang der Sing- und Sprechstimme,
- *in der Dynamikbreite,*
- in der leisesten und lautesten möglichen Phonation sowie in
- der Stimmfeldfläche

gemessen werden [Baken u. Orlikoff, 2000], [Roussel u. Lobdell, 2006], [Holmberg et al., 2007], [Ma et al., 2007], [Pabon et al., 2011], [Siupsinskiene u. Lycke, 2011], [Hallin et al., 2012], [Dejonckere et al., 2001].

Anhand dieser Werte können Behandlungseffekte und Erkrankungsverläufe eingeschätzt oder die Wirksamkeit von Interventionen zu Studienzwecken bestimmt werden (▶ Abb. 6.2).

Merke

Wann sollten Stimmumfangsprofile eingesetzt werden?
Es wird empfohlen, Stimmumfangsprofile immer zur Erstdiagnostik, Verlaufs- und Abschlussuntersuchung anzuwenden. Zusätzlich sind Messungen beispielsweise der leisesten oder lautesten möglichen Phonation geeignet, um Stimmveränderungen im Rahmen der Übungstherapie zu erfassen. Messungen der mittleren Sprechstimmlage (MSSL) und der mittleren Sprechlautstärke (MSL) können zum Biofeedback eingesetzt werden.

6.2.2 Irregularitätsparameter

Jitter und **Shimmer** werden international angewandt, um Diagnosen zu stellen, aber auch Behandlungserfolge zu beurteilen [Titze, 1995], [Dejonckere et al., 2001]. Beide Parameter messen die Irregularität einer Stimme auf sehr feinem, häufig nicht mehr hörbarem Niveau. Da das akustische Stimmsignal im Kehlkopf durch Stimmlippenschwingung entsteht, wird angenommen, dass Jitter und Shimmer indirekt die biomechanischen Eigenschaften der Stimmlippen messen können [Baken u. Orlikoff, 2000], [Mehta u. Hillman, 2008].

Jitter und Shimmer wurden auch mit wahrgenommener perzeptiver Heiserkeit in Zusammenhang gebracht [Dejonckere et al., 1996], [Martens et al., 2007]. Tatsächlich belegt eine Vielzahl von Studien, dass Jitter und Shimmer bei pathologischen Stimmen höher sind. Bisher konnte der Nachweis jedoch nicht erbracht werden, dass beide Parameter zuverlässig diskrete Pathologien erkennen oder Heiserkeit messen [Baken u. Orlikoff, 2000], [Brockmann-Bauser u. Drinnan, 2011].

Bislang gibt es keine störungsbildspezifischen Normwerte [Carding et al., 2009], [Brockmann-Bauser u. Drinnan, 2011]. Zusätzlich hängen die Messergebnisse erheblich von der verwendeten Software, dem Vokal und der Untersuchungsanweisung ab [Maryn et al., 2009], [Brockmann et al., 2011]. Auch natürliche Unterschiede zwischen Patienten wie die individuelle Sprechlautstärke, das Alter und Geschlecht können Jitter und Shimmer beeinflussen [Titze, 1995], [Deliyski et al., 2006], [Brockmann et al., 2011].

Aus diesen Gründen bestehen erhebliche Zweifel, ob Jitter und Shimmer die Kriterien der Reliabilität und Validität hinreichend erfüllen [Deliyski et al., 2006], [Carding et al., 2009]. Vorhandene Normwerte beziehen sich deshalb immer nur auf eine bestimmte Soft- und Hardware-Ausrüstung, eine definierte Untersuchungsdurchführung und bestimmte Alters- und Geschlechtsgruppen.

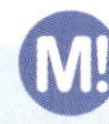

Merke

Wann werden Irregularitätsmessungen eingesetzt?
Es wird empfohlen Irregularitätsmessungen zur Erstdiagnostik, Verlaufs- und Abschlussuntersuchung, zur Dokumentation und für intraindividuelle Vergleiche durchzuführen.

6.2.3 Spektrogramme (Sonagramme)

Ein heiserer Stimmklang zeigt häufig auch eine verminderte Resonanz, Tragfähigkeit oder Brillanz. Diese hörbaren Merkmale sind durch spezifische messbare Veränderungen im Obertonspektrum einer Stimme gekennzeichnet (▶ Abb. 6.4). Mit einem Spektrogramm können diese Veränderungen teilweise nachgewiesen werden [Yanagihara, 1967]. Die Analyse des Stimmsignals wird mit Hilfe einer spezifischen Berechnungsmethode, der Fourier-Analyse, durchgeführt [Baken u. Orlikoff, 2000].

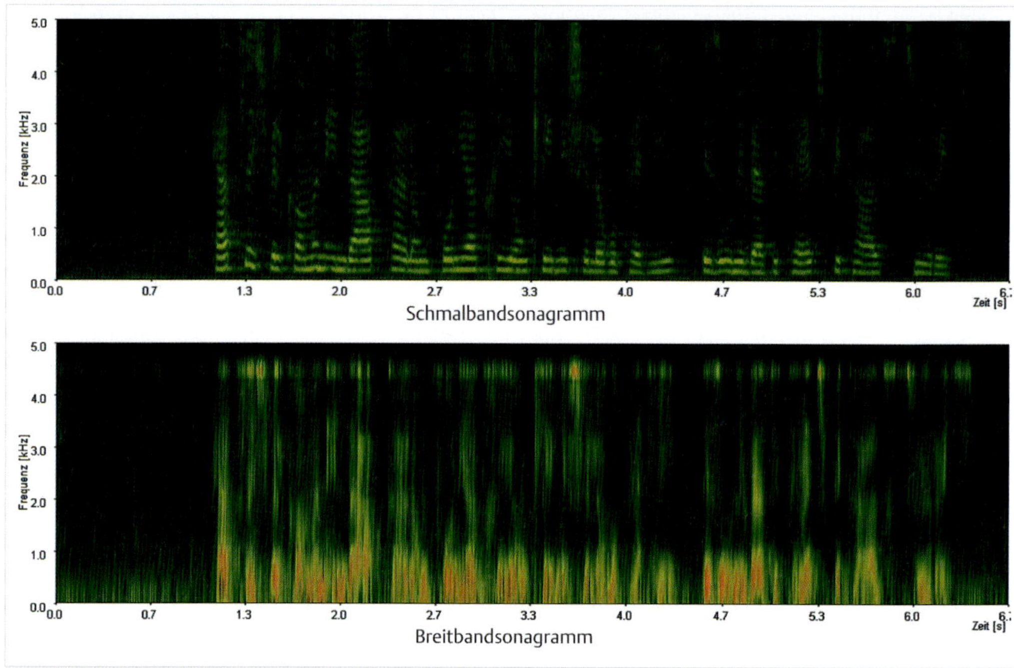

Abb. 6.5 Schmal- und Breitbandspektrogramm einer gesunden Frauenstimme bei Sprechen des Satzes: „Herzlich willkommen an der Abteilung Phoniatrie und Klinische Logopädie des Universitätsspitals Zürich" ▶ Audio 6.1). Auf der Abszisse (X-Achse) ist der Zeitverlauf dargestellt. Die Ordinate zeigt den Frequenzbereich von 0–5 000 Hz an. Je rötlicher die Färbung, desto intensiver ist der spezifische Teilton. Im Schmalbandspektrum sind der Grundton und klar abgegrenzte regelmäßige Obertöne sichtbar, welche je nach Vokalen und Konsonanten variieren. Das Breitbandspektrum zeigt, dass der Grundton und die ersten Obertöne im Verhältnis intensiver als die folgenden Obertöne repräsentiert sind.

Mit einem Spektrogramm wird die Zusammensetzung des akustischen Stimmsignals aus einzelnen Frequenzen (Grundton und Obertöne) im zeitlichen Verlauf und der Intensität aufgezeichnet:

a) auf der X-Achse die Zeit (ms),
b) auf der Y-Achse die Tonhöhe (Hz) mit Grundfrequenz (unterste Linie) und Obertonspektrum.
c) Der Färbungsgrad gibt die Intensität der einzelnen Frequenzbereiche an (▶ Abb. 6.5).

In der Phonetik und Forensik werden Sonagramme (Spektrogramme) zur Erforschung von Sprach- und Sprechermerkmalen verwendet. Die Beurteilung des Klangspektrums wird anhand des Bildes visuell durchgeführt. Als Kriterien werden u. a. die Obertonspektren der Vokale und Konsonanten sowie die zeitlichen Abläufe bei den Übergängen zwischen verschiedenen Lauten herangezogen [Baken u. Orlikoff, 2000], [Ladefoged u. Johnson, 2011].

Die **Obertonmuster** variieren je nach Größe, Beschaffenheit und Ausformung (durch Artikulationsbewegungen) des Resonanztrakts (▶ Abb. 6.4). Da alle Menschen eine individuelle Architektur der Resonanzräume haben, sind auch die Obertonmuster unterschiedlich. Für die Auswertung von Spektrogrammen wurden bisher keine einheitlichen klinischen Standards veröffentlicht. Eine sinnvolle Interpretation hängt somit maßgeblich vom Wissen und der Erfahrung des Untersuchers ab [Baken u. Orlikoff, 2000].

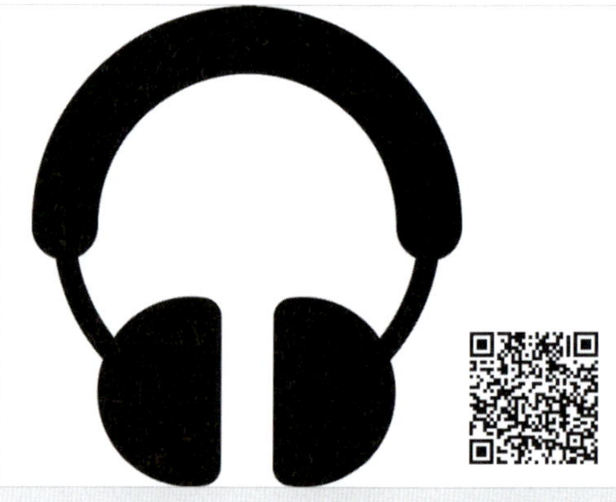

Audio 6.1 Normalbefund. R0B0H0, G0R0B0A0S 0.

Schmal- und Breitbandspektrogramme stellen unterschiedliche Schwerpunkte aus dem Frequenzspektrum dar (▸ Abb. 6.5):

- Das **Schmalbandspektrum** hat eine niedrige Zeit- und hohe Frequenzauflösung.
- Das **Breitbandspektrum** hat eine hohe Zeit- und niedrige Frequenzauflösung.

Beide Darstellungsweisen sind für unterschiedliche Zwecke geeignet. Beispielsweise sind im Schmalbandspektrum Frequenzverläufe besser erkennbar, im Breitbandspektrum lassen sich dagegen Glottisschläge und Vokalformanten besser nachweisen [Baken u. Orlikoff, 2000].

Eine pragmatische Anwendungsmöglichkeit für die Therapie stellt der Einsatz von Spektrogrammen als **Biofeedback-Methode** dar. Der Patient kann im Rahmen von Stimmübungen das von ihm „produzierte" Obertonspektrum sehen und dieses teilweise bewusst beeinflussen.

M!

Merke

Wann wird die Spektrografie eingesetzt?
Spektrogramme eignen sich für intraindividuelle Vergleiche. Zusätzlich können Spektrogramme als Biofeedback-Tool zur Darstellung der Resonanzfunktion im Rahmen der Therapie eingesetzt werden. Die Auswertung hängt jedoch maßgeblich vom Vorwissen und von der Erfahrung des Untersuchers ab.

6.2.4 Kombinierte Parameter: Dysphonia Severity Index

Kombinierte Parameter für Stimmstörungen entsprechen dem Wunsch des Untersuchers nach einer objektiven Klassifizierung eines Stimmproblems. Indizes wie der Voice Dysfunction Index [Friedrich, 1998] oder der Dysphonia Severity Index [Wuyts et al., 2000] bestimmen den Schweregrad einer Stimmstörung, indem mehrere stimmliche Merkmale oder auch subjektive Beschwerden miteinander verrechnet werden.

Der Dysphonia Severity Index DSI (S.68) setzt sich zusammen aus

- der maximalen Tonhöhe,
- der minimalen Lautstärke,
- dem Jitter und
- der maximalen Phonationsdauer.

Der DSI wurde an erwachsenen erkrankten und gesunden Stimmen normiert und korreliert mit dem Voice Handicap Index (VHI) [Wuyts et al., 2000], [Hakkesteegt et al., 2006], [Hakkesteegt et al., 2008], [Hakkesteegt et al., 2010].

Die Messwerte müssen jedoch immer kritisch interpretiert werden, da die einzelnen, in den DSI einfließenden Messparameter fehlerhaft sein können.

Merke

Wann werden kombinierte Parameter eingesetzt?
Kombinierte Parameter eignen sich zur Erstdiagnostik, Verlaufs- und Abschlussuntersuchung für intraindividuelle Vergleiche.

6.2.5 Aufnahmeausrüstung und Messtechnik

Akustische Messungen sind durch vielfältige technische Entwicklungen an normalen PCs oder Laptops „per Knopfdruck" einfach und schnell durchführbar. Kostenfreie Software-Programme wie PRAAT oder VRRRP (▸ Tab. 6.1) können kommerziellen Programmen unter bestimmten Bedingungen sogar in der Messgenauigkeit überlegen sein [Boersma, 2009], [Maryn et al., 2009]. Im Gegensatz dazu sind kommerzielle Hard- und Softwarepakete jedoch häufig auf Untersuchungsabläufe in der Praxis zugeschnitten und somit im Alltag benutzerfreundlicher. Freie Software sowie kommerzielle Hard- und Softwarepakete sind für

Tab. 6.1 Auswahl von Programmen mit Anbietern zur instrumentellen akustischen Analyse.

Programm	Anbieter
PRAAT	P. Boersma & J. Weenink Universität Amsterdam, NL
VRRRP!!	C. Herbst Universität Wien, A
Speech Tool	J. Hillenbrand Western Michigan University, USA
VidiVoice	Firma VidiVoice
DIVAS und weitere Programme	Firma XION Medicals
lingWaves	Firma Wevosys
Multi Dimensional Voice Program	Firma Kay Pentax

unterschiedliche Anwendungen konzipiert, sodass ein Vergleich zwischen den verschiedenen Funktionen und Preisen lohnenswert ist (▶ Tab. 6.1).

Unabhängig von der Art der Analyse oder dem Softwaretyp sind die **Qualität der Stimmaufnahme** und ein **normierter Aufnahmeabstand** (10 oder 30 cm) entscheidend für die Güte und Aussagekraft der darauf basierenden Analyse des Stimmsignals.

Die Qualität der Stimmaufnahme wird einerseits durch die technische Ausstattung beeinflusst, wie das Mikrofon und die Auflösung der digitalen Aufnahme. Andererseits sind Umgebungsfaktoren wie Hintergrundlärm entscheidend. Deswegen müssen einige für die Aufnahmequalität wesentliche **technische Merkmale** beachtet werden, um sinnvolle Messergebnisse zu erhalten:

- Alle Aufnahmen sollten in einem ruhigen Raum bei geschlossenem Fenster mit einem gesamten Hintergrundlärm von unter 40 dB(A) gemacht werden.
- Das Signal-Rausch-Verhältnis beträgt idealerweise 42 dB(A), mindestens jedoch 30 dB(A).

In ▶ Tab. 6.2 sind die wichtigsten messtechnischen Bedingungen und die entsprechenden Literaturangaben zusammengefasst. Zur tieferen Einführung in das Thema Messtechnik wird spezialisierte Literatur empfohlen [Baken u. Orlikoff, 2000].

6.3 Stimmumfangsprofile

6.3.1 Sprech- und Rufstimme

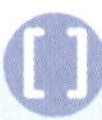

Definition

Stimmumfangsprofil der Sprech- und Rufstimme

Das Stimmumfangsprofil (SUM) der Sprech- und Rufstimme ist ein Leistungsprofil bei verschiedenen sprecherischen Aufgaben. Erhoben werden

- die mittlere Sprechstimmlage (F0 Mittelwert/MSSL) beim spontanen Sprechen,
- das Leistungsprofil von minimaler zu maximaler Tonhöhe und
- die Lautstärke vom sehr leisen Zählen bis hin zum maximal lauten Rufen.

Messung

In ▶ Tab. 6.3 sind die einzelnen Stimmaufgaben mit der jeweiligen Untersuchungsanweisung zusammengefasst.

▶ Abb. 6.6 zeigt eine typische Untersuchungssituation für Stimmumfangsprofile, Sonagramme und Irregularitätsmessungen.

Bei mittel- und hochgradig heiseren (≤ H2) sowie diplophonen Stimmen (▶ Audio 4.1, ▶ Audio 4.14) oder bei Hintergrundgeräuschen (z. B. raschelnde Kleidung) kann es dazu kommen, dass die Grundfrequenz nicht korrekt erkannt wird. Deswegen sollten die Messergebnisse immer auf ihre Plausibilität überprüft werden. Beispielsweise wird in diesen Fällen empfohlen, die Grundfrequenz zusätzlich auditiv und mit Hilfe eines Klaviers zu untersuchen.

Tab. 6.2 Zusammenfassung aktueller Empfehlungen zur Messtechnik bei Stimmaufnahmen für instrumentelle akustische Analysen.

Merkmal	Was sollte beachtet werden?	Literatur
Umgebungslärm	< 40 dB(A), Fenster geschlossen	[Schutte u. Seidner, 1983] [Titze, 1995], [Deliyski et al., 2006]
Signal-Rausch-Abstand	> 30 dB(A), ideal 42 dB(A)	[Titze, 1995], [Deliyski et al., 2006]
Mikrofon	Kondensator-Mikrofon, balancierter Output, Sensitivität mind. –60 dB(A)	[Titze, 1995], [Deliyski et al., 2006]
Mikrofon-Mund-Abstand	für Messung Lautstärke immer normiert, 30 cm oder ≤ 10 cm	[Titze, 1995] [Dejonckere et al., 2001]
Hard-/Software: Aufnahmeauflösung	mindestens 26 000 Hz/12 bit	[Titze, 1995], [Deliyski et al., 2005]

Tab. 6.3 Untersuchungsanleitung Sprechstimmprofil. Stimmliche Aufgaben und verbale Aufträge des Untersuchers an den Patienten für das Stimmumfangsprofil der Sprech- und Rufstimme.

Merkmal	Untersuchungsanweisung
Spontansprache	„Bitte erzählen Sie mir in 5 Sätzen etwas, z. B.: Wie sind Sie heute hierhergekommen."
leise zählen	„Bitte zählen Sie so leise wie möglich, aber mit Ton, von 20 bis 30."
normal laut zählen	„Bitte zählen Sie normal laut von 20 bis 30."
laute Sprechstimme	„Bitte zählen Sie von 20 bis 30, aber bitte so, als müssten Sie für mehrere Personen in diesem Zimmer sprechen."
sehr laute Sprechstimme	„Bitte zählen Sie von 20 bis 30, aber bitte so, dass man Sie im Nebenzimmer hören kann."
Rufstimme	„Bitte rufen Sie 3 Mal, so laut, wie Sie können: ‚Hallo Anton!'"

Merke

Die Messergebnisse sollten immer auf ihre Plausibilität überprüft werden.

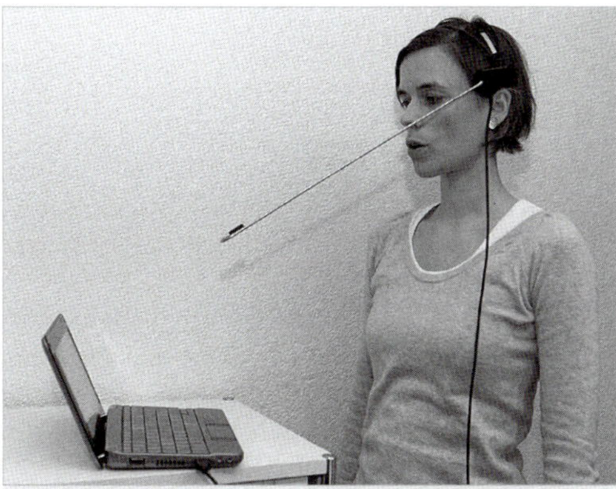

Abb. 6.6 Untersuchungssituation von akustischen Analysen. Aufnahme und Messung der Stimme mittels Computer. Verwendet wurde ein Kopfbügelmikrofon mit 30 cm Abstand zum Mund.

Auswertung und Normwerte

Die Auswertung des Sprech- und Rufstimmprofils stützt sich auf mehrere unterschiedliche Merkmale, die durch eine Behandlung verändert werden können [Baken u. Orlikoff, 2000], [Roussel u. Lobdell, 2006], [Holmberg et al., 2007], [Ma et al., 2007], [Pabon et al., 2011], [Siupsinskiene u. Lycke, 2011], [Hallin et al., 2012]. Diese umfassen:

- mittlere Sprechstimmlage (MSSL), in Hz
- Tonumfang beim Sprechen, in Halbtöne (Hb)
- mittlere Sprechlautstärke (MSL), in dB(A)
- Dynamikbreite beim Sprechen, in dB(A)
- maximale Ruflautstärke (SPL_{max}), in dB(A)

Eine Stimmerkrankung schränkt das Leistungsprofil der Sprechstimme häufig ein. Somit können Abweichungen von den Normwerten (▸ Tab. 6.4) auf Erkrankungen hindeuten.

Die angegebenen Werte sollten in Bezug auf das **Alter** und den **Trainingsstatus** des Patienten interpretiert werden. ▸ Abb. 6.7 zeigt die starke Abhängigkeit der mittleren Sprechstimmlage (MSSL) vom Alter eines Menschen [Baken u. Orlikoff, 2000]. Der erhebliche Einfluss des Trainingszustands einer Stimme wird in ▸ Abb. 6.11 und ▸ Abb. 6.12 illustriert [Pabon et al., 2011].

Tab. 6.4 Normwerte für das Sprechstimmprofil bei ungeübten gesunden Erwachsenen (Frauen und Männer im Alter von 18–67 Jahren). Die Lautstärkeangaben in dB(A) beziehen sich ausschließlich auf einen Messabstand von 30 cm.

		Frauen		Männer	
Merkmal	Einheit	Mittelwert	Spanne	Mittelwert	Spanne
mittlere Sprechstimmlage (MSSL)	Hz	212	164–260	112	89–175
Tonumfang beim Sprechen	Ht	11	5–16	14	7–21
mittlere Sprechlautstärke (MSL)	dB(A)	62	55–69	62	57–68
Dynamikbreite beim Sprechen	dB(A)	28	19–37	30	22–39
maximale Ruflautstärke (SPL_{max})	dB(A)	90	82–98	92	85–100

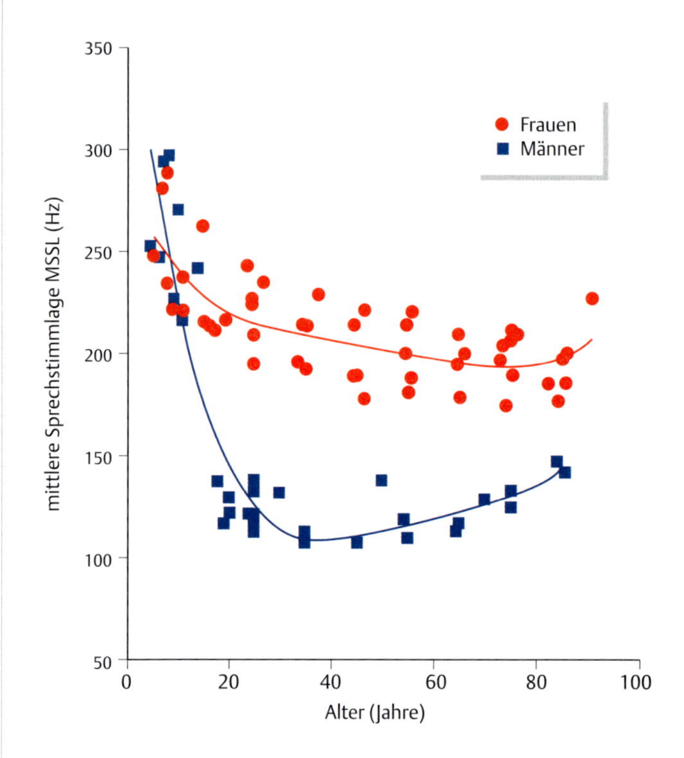

Abb. 6.7 Normwerte für die mittlere Sprechstimmlage (MSSL) in Hz im Erwachsenenalter. Die einzelnen Punkte repräsentieren jeweils das Ergebnis einer Studie. Die Linie bezeichnet den Mittelwert aus den zitierten Studien pro Altersgruppe [Baken u. Orlikoff, 2000].

Abweichungen von den angegebenen Normwerten sind in der Regel unspezifisch, d. h. eine beobachtete Einschränkung kann nicht nur einem definierten Störungsbild zugeordnet werden. ▶ Tab. 6.5 gibt einen Überblick, wie Auffälligkeiten im Sprechstimmprofil interpretiert werden können.

Bei organischen Befunden oder neurologischen Ursachen (z. B. Parese) von Stimmstörungen passen die betroffenen Patienten häufig automatisch ihre Sprechtechnik der veränderten Situation an. Es kann dabei zu **hyper-** oder **hypofunktionellen Funktionsmustern** kommen, die sich zusätzlich im Stimmumfangsprofil nachweisen lassen (▶ Abb. 6.8, ▶ Abb. 6.9, ▶ Video 6.1, ▶ Video 6.2a, ▶ Video 6.3, ▶ Audio 4.1, ▶ Audio 4.3, ▶ Audio 4.7, ▶ Audio 6.3).

Tab. 6.5 Zusammenfassung möglicher Auffälligkeiten im Sprechstimmprofil. Diese können je nach Art der Anpassung an die Stimmstörung auch individuell kombiniert auftreten.

Klinisches Merkmal	Mögliche Auffälligkeiten Sprechstimme
erhöhter Tonus (z. B. hyperfunktionelle Dysphonie)	erhöhte MSSL und MSL, eingeschränkter Tonumfang Sprechen
niedriger Tonus (z. B. hypofunktionelle Dysphonie) (▶ Audio 6.2)	niedrige MSSL und MSL, eingeschränkter Tonumfang Sprechen, eingeschränkte maximale Ruflautstärke
eingeschränkte einseitige Stimmlippenmotilität (z. B. Stimmlippenparese) (▶ Video 6.1, ▶ Video 6.2, ▶ Video 6.3, ▶ Audio 4.1, ▶ Audio 4.3, ▶ Audio 4.7, ▶ Audio 6.3)	erhöhte MSSL, niedrige MSL, eingeschränkter Tonumfang Sprechen, eingeschränkte Dynamikbreite, eingeschränkte maximale Ruflautstärke
strukturelle Veränderungen der Stimmlippen (▶ Video 5.1, ▶ Video 5.4, ▶ Video 5.5, ▶ Video 5.10, ▶ Video 5.11, ▶ Video 6.1, ▶ Video 6.4, ▶ Video 6.5, ▶ Video 6.6, ▶ Audio 5.1, ▶ Audio 5.2, ▶ Audio 6.4)	niedrige MSSL, häufig erhöhte MSL, eingeschränkter Tonumfang Sprechen

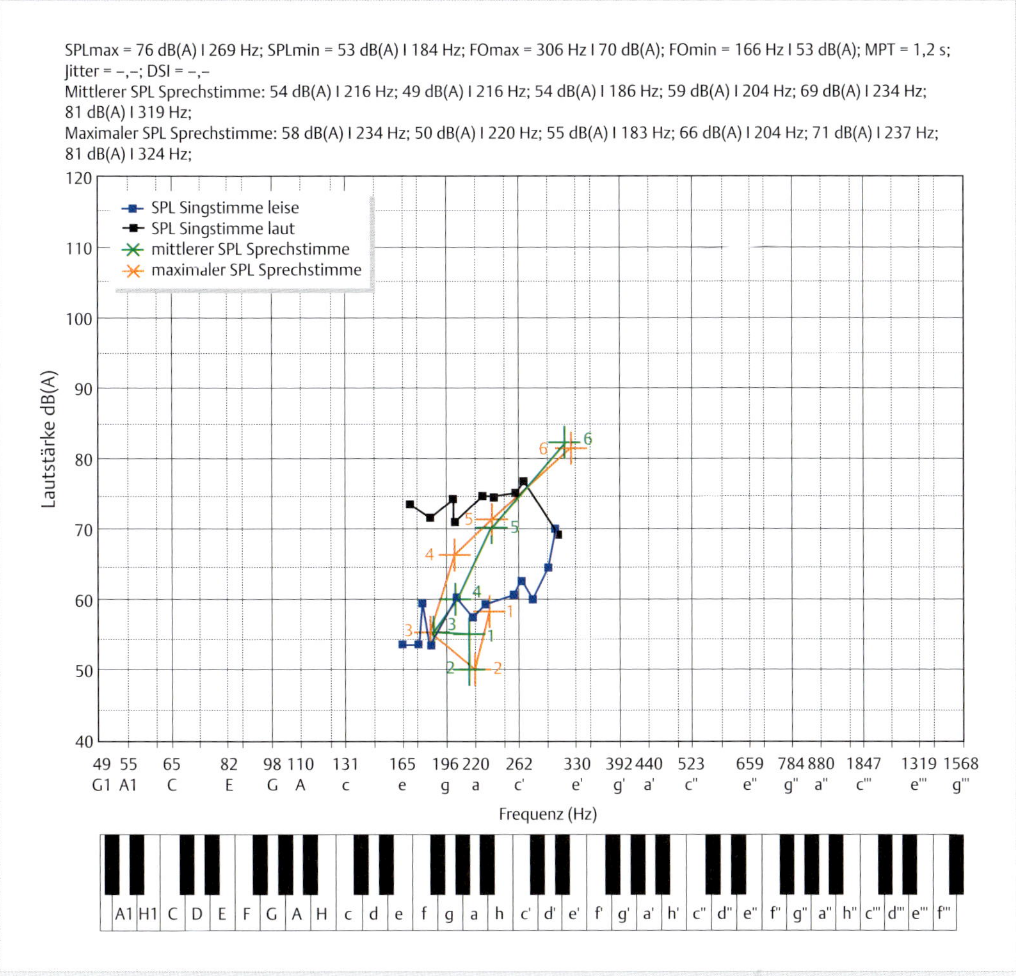

SPLmax = 76 dB(A) I 269 Hz; SPLmin = 53 dB(A) I 184 Hz; FOmax = 306 Hz I 70 dB(A); FOmin = 166 Hz I 53 dB(A); MPT = 1,2 s; Jitter = –,–; DSI = –,–
Mittlerer SPL Sprechstimme: 54 dB(A) I 216 Hz; 49 dB(A) I 216 Hz; 54 dB(A) I 186 Hz; 59 dB(A) I 204 Hz; 69 dB(A) I 234 Hz; 81 dB(A) I 319 Hz;
Maximaler SPL Sprechstimme: 58 dB(A) I 234 Hz; 50 dB(A) I 220 Hz; 55 dB(A) I 183 Hz; 66 dB(A) I 204 Hz; 71 dB(A) I 237 Hz; 81 dB(A) I 324 Hz;

Abb. 6.8 Sing- und Sprechstimmprofil einer Frau mit Phonationsverdickungen (▶ Video 6.6, ▶ Video 6.7). In der Singstimme fallen ein stark eingeschränkter Tonumfang sowie eine stark eingeschränkte Steigerungsfähigkeit (schwarze Linie) auf. Das Kopfregister fehlt vollständig. Im Sprechstimmprofil ist SPL_{max} knapp ausreichend.

Somit erlauben Messungen von Stimmumfangsprofilen eine Analyse und Interpretation der individuellen Stimmfunktion. Dies ist Grundlage für die Planung und Überwachung einer Stimmübungstherapie.

Der Untersucher sollte die eigenen apparativ erhobenen Messungen immer kontrollieren und kritisch hinterfragen. Er sollte sich bewusst sein, dass die Messungen teilweise sehr störanfällig und fehlerhaft sein können. So können u. a. technische Einflüsse (Mikrofon, Software) und Umgebungsgeräusche die Auswertung erheblich beeinflussen (▶ Abb. 6.10).

6.3.2 Singstimme

Definition

Stimmumfangsprofil Singstimme
Leistungsprofil von minimaler zu maximaler Tonhöhe und Lautstärke beim Singen einer Tonleiter mit der Silbe /la/.

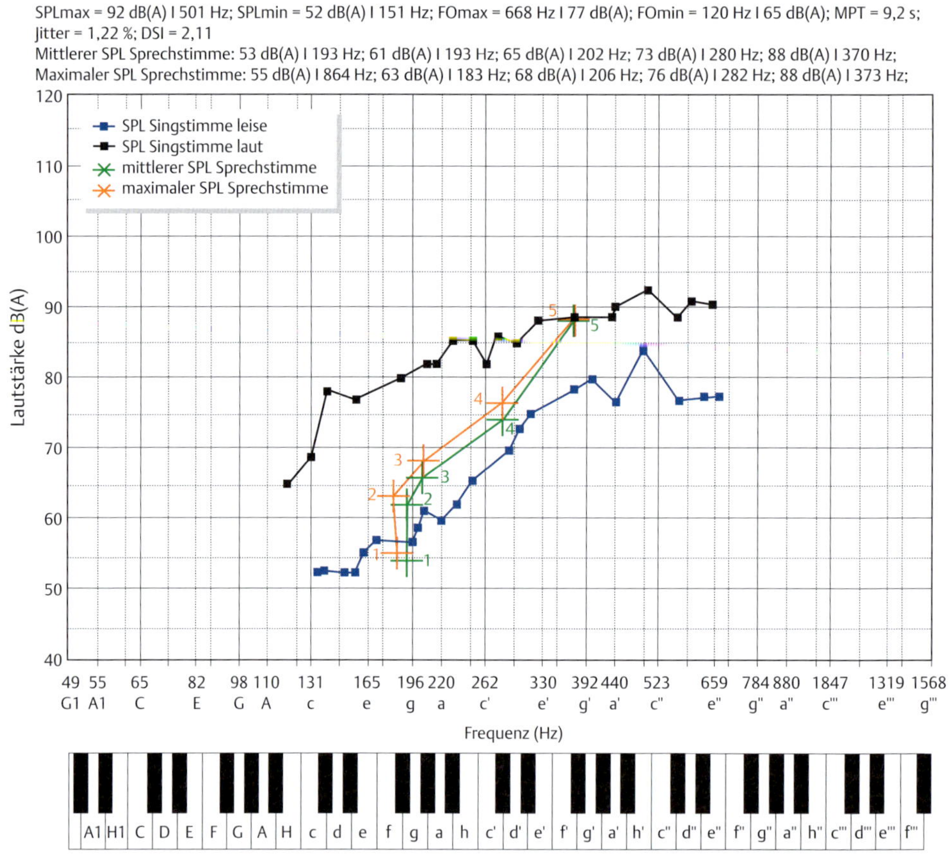

SPLmax = 92 dB(A) I 501 Hz; SPLmin = 52 dB(A) I 151 Hz; FOmax = 668 Hz I 77 dB(A); FOmin = 120 Hz I 65 dB(A); MPT = 9,2 s; Jitter = 1,22 %; DSI = 2,11
Mittlerer SPL Sprechstimme: 53 dB(A) I 193 Hz; 61 dB(A) I 193 Hz; 65 dB(A) I 202 Hz; 73 dB(A) I 280 Hz; 88 dB(A) I 370 Hz;
Maximaler SPL Sprechstimme: 55 dB(A) I 864 Hz; 63 dB(A) I 183 Hz; 68 dB(A) I 206 Hz; 76 dB(A) I 282 Hz; 88 dB(A) I 373 Hz;
SPL Singstimme leise
SPL Singstimme laut
mittlerer SPL Sprechstimme
maximaler SPL Sprechstimme
Lautstärke dB(A)
120
110
100
90
80
70
60
50
40
49 55 65 82 98 110 131 165 196 220 262 330 392 440 523 659 784 880 1847 1319 1568
G1 A1 C E G A c e g a c' e' g' a' c'' e'' g'' a'' c''' e''' g'''
Frequenz (Hz)
A1 H1 C D E F G A H c d e f g a h c' d' e' f' g' a' h' c'' d'' e'' f'' g'' a'' h'' c''' d''' e''' f'''

Abb. 6.9 Sing- und Sprechstimmprofil einer Frau mit funktioneller Stimmstörung (▶ Audio 4.12, ▶ Audio 4.13b, ▶ Audio 6.2b). Die funktionellen Einschränkungen zeigen sich deutlich im Singstimmprofil. Hier fallen eine eingeschränkte leise Phonation (= Phonationsschwelle erhöht) vor allem ab dem Mittelregister sowie eine eingeschränkte Steigerungsfähigkeit auf. Der Tonumfang ist im Rahmen der Norm. Das Sprechstimmprofil ist weitestgehend unauffällig.

a
b

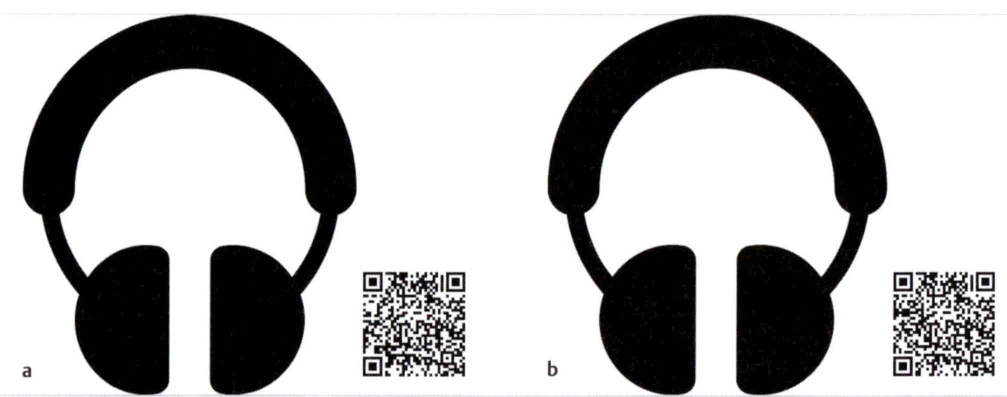

Audio 6.2 Hypofunktionelle Dysphonie und Normalbefund.
a Normalbefund. R1B0H0, G0R1B0A0S 0.
b Hypofunktionelle Dysphonie. R0B1H1, G1R0B1A0S 0.

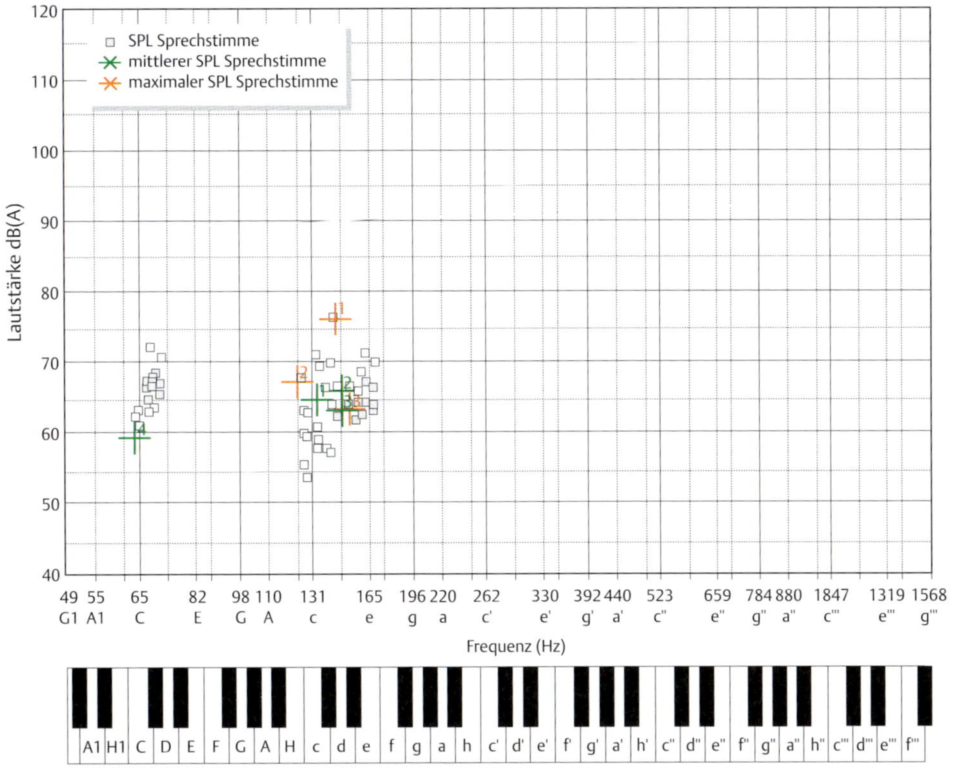

Abb. 6.10 Messfehler bei der Stimmaufnahme. Dieses Beispiel zeigt die fehlerhafte Erkennung der Grundfrequenz bei einer mittelgradig heiser klingenden Frau (spontanes Sprechen, Zählen). Zusätzlich zur echten mittleren Sprechstimmlage (MSSL), die bei ca. 140 Hz lag, wurden die Aufnahmen auch eine Oktave tiefer fehlerhaft registriert.

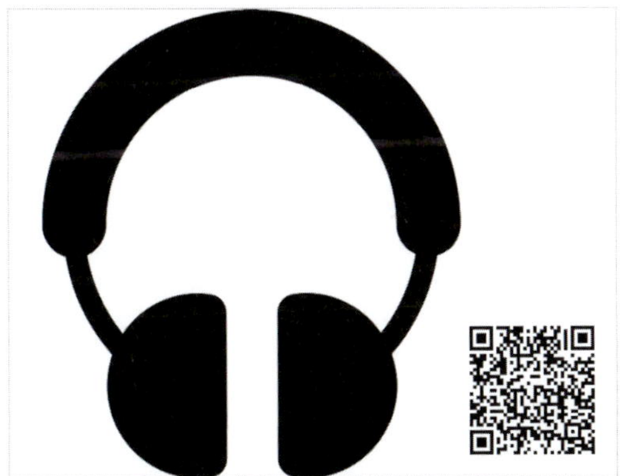

Audio 6.3 Stimmlippenpolyp. R2B2H2, G2R2B2A1S 0.

Audio 6.4 Funktionelle Dysphonie mit diskreten narbigen Veränderungen der Stimmlippen. R2B1H1, G2R2B1A0S 0.

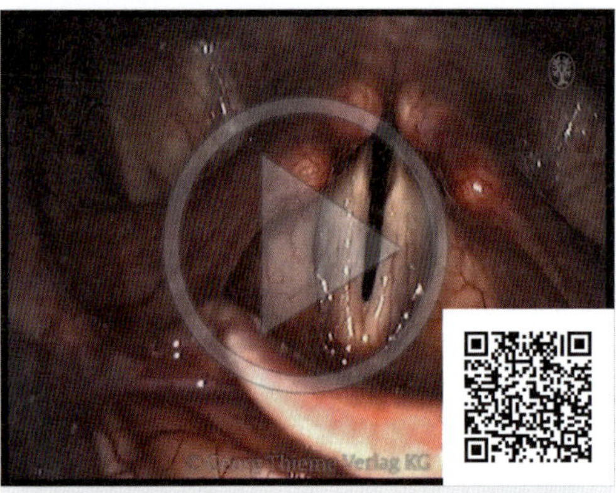

Video 6.1 Stimmlippenstillstand beidseits. Stimmlippen stehen bei Respiration in Paramedianstellung. Patienten haben eine vermehrte Dyspnoe bei relativ „guter“ Stimme.

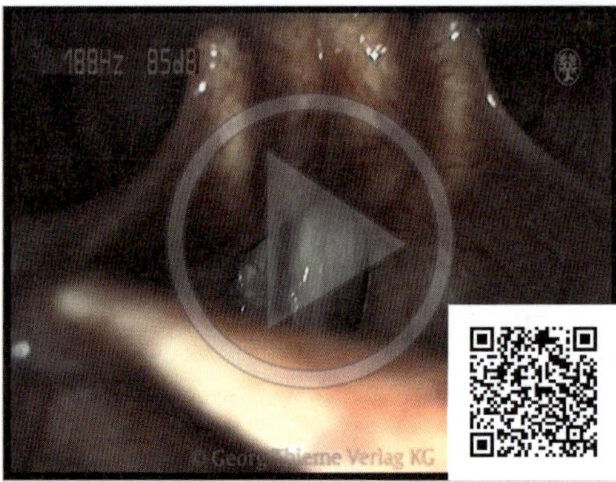

Video 6.3 Stimmlippenstillstand rechts. Stimmlippenstillstand weitgehend vollständige Kompensation bei Phonation. Status nach 14 Stunden logopädische Stimmübungstherapie.

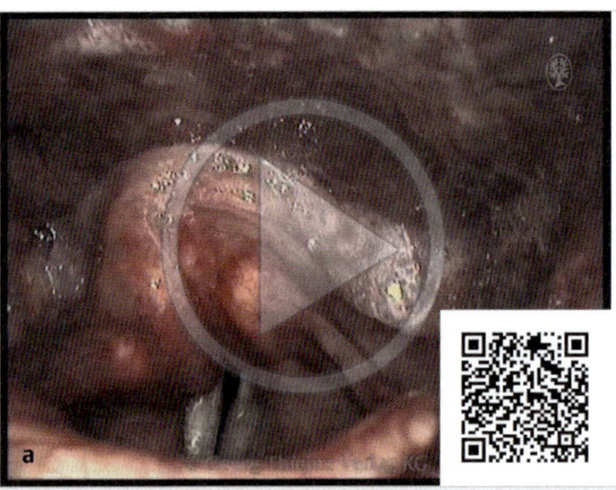

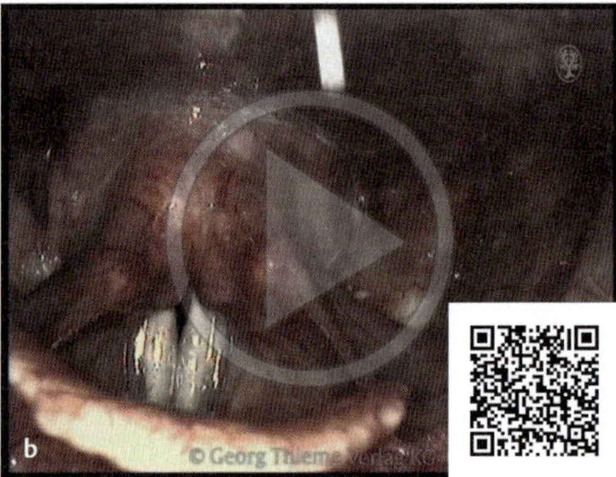

Video 6.2 Stimmlippenstillstand links.
a Nicht kompensierter Stimmlippenschluss bei Stimmlippenstillstand links nach Schilddrüsenoperation.
b Normalbefund bei Status nach Stimmlippenstillstand links (a). Nach 4 Monaten vollständige Wiederkehr der Stimmlippenfunktion links.

Messung

Bei der Messung des Stimmumfangsprofils der Singstimme werden folgende mündliche Anweisungen zur Stimmaufnahme empfohlen:

- „Bitte singen Sie eine Tonleiter mit der Silbe /la/, aus bequemer mittlerer Lage so leise wie möglich und so tief hinunter wie möglich“, 3 Wiederholungen anleiten.
- „Bitte singen Sie eine Tonleiter mit der Silbe /la/, aus bequemer mittlerer Lage so leise wie möglich und so hoch hinauf wie möglich“, 3 Wiederholungen anleiten.
- „Bitte singen Sie eine Tonleiter mit der Silbe /la/, aus bequemer mittlerer Lage so laut wie möglich und so tief hinunter wie möglich“, 3 Wiederholungen anleiten.
- „Bitte singen Sie eine Tonleiter mit der Silbe /la/, aus bequemer mittlerer Lage so laut wie möglich und so hoch hinauf wie möglich“, 3 Wiederholungen anleiten.

Video 6.4 Reinkeödem beidseits. Ödemartige Auftreibungen des Reinke-Raums. Häufig Frauen zwischen dem 40. Und 60. Lebensjahr betroffen. Die mittlere Sprechstimmlage ist herabgesetzt. Ursache dieser chronisch entzündlichen Veränderung ist ein anhaltender Konsum von Zigaretten in Kombination mit einer hyperfunktionellen Stimmgebung.

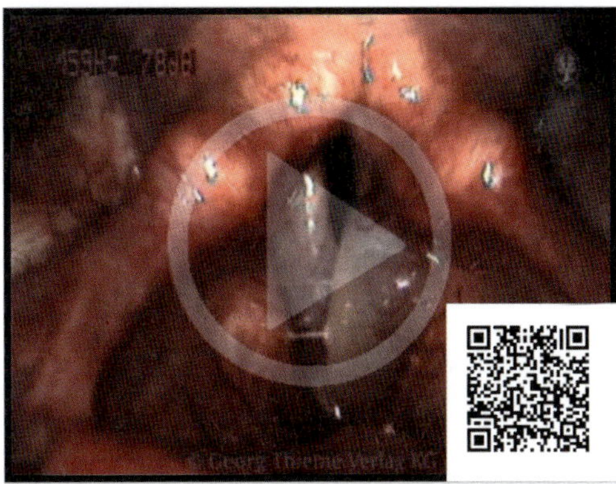

Video 6.5 Reinkeödem beidseits. Massive Verlegung des Glottisspalts durch die lappigen Auftreibungen beidseits.

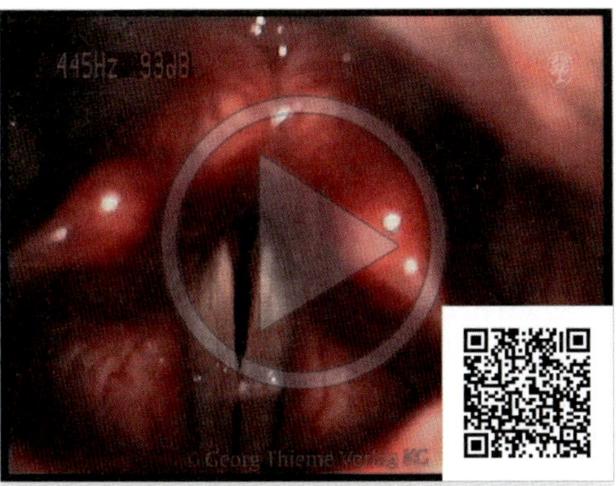

Video 6.6 Phonationsverdickungen beidseits. Korrespondierende Verdickungen der Lamina propria, Ödem im mittleren Stimmlippendrittel beidseits. Bei der Phonation zeigt sich der typische sanduhrförmige Glottisschluss.

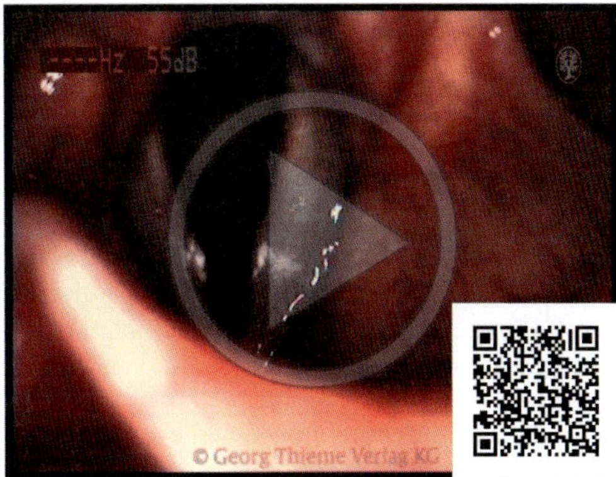

Video 6.7 Phonationsverdickungen („Stimmlippenknötchen"). Korrespondierende bilaterale Ausziehungen der Lamina propria im mittleren Stimmlippendrittel. Sanduhrförmiger Glottisschluss bei Phonation. Diskret umschriebene ödematöse Ausziehungen der Stimmlippenoberfläche bis zu derben hornartigen Knötchen werden beschrieben. Ausdruck einer quantitativen und qualitativen Fehlbelastung der Stimme: sekundär organische Veränderung bei funktioneller Stimmproblematik.

Auswertung und Normwerte

Auch die Auswertung und Interpretation des Singstimmprofils erfolgt auf der Grundlage von Merkmalen, die sich durch eine Behandlung ändern können [Baken u. Orlikoff, 2000], [Roussel u. Lobdell, 2006], [Holmberg et al., 2007], [Ma et al., 2007], [Pabon et al., 2011], [Siupsinskiene u. Lycke, 2011], [Hallin et al., 2012].

Die folgenden Parameter werden mit Normwerten abgeglichen:
- minimale und maximale Phonationslautstärke (SPL_{min} und SPL_{max}), in dB(A)
- Dynamikbreite (Spanne, $SPL_{max-min}$), in dB(A)
- minimale und maximale erzielte Frequenz ($F0_{min}$ und $F0_{max}$), in Hz
- Frequenzumfang (in Halbtönen, Ht)

Tab. 6.6 Normwerte für das Singstimmprofil bei ungeübten gesunden Erwachsenen (Frauen und Männer im Alter von 18–67 Jahren). Die Lautstärkeangaben in dB(A) beziehen sich auf einen normierten Messabstand von 30 cm.

Merkmal	Einheit	Frauen		Männer	
		Mittelwert	Spanne	Mittelwert	Spanne
maximale Lautstärke (SPL_{max})	dB(A)	94	88–100	98	88–107
minimale Lautstärke (SPL_{min})	dB(A)	51	46–55	51	46–57
Dynamikbreite	dB(A)	43	35–52	47	35–58
minimale Frequenz ($F0_{min}$)	Hz	130	123–164	82	65–97
maximale Frequenz ($F0_{max}$)	Hz	783	587–987	523	391–698
F0-Umfang	Ht	30	22–37	34	27–41

▶ Tab. 6.6 gibt die Normwerte von ungeübten Personen wieder; in den ▶ Abb. 6.11 und ▶ Abb. 6.12 werden die Stimmumfangsprofile in Abhängigkeit vom Trainingszustand der Stimme aus mehreren Studien miteinander verglichen.

Abweichungen von den angegebenen Normwerten sind in der Regel unspezifisch, d. h. eine beobachtete Einschränkung kann nicht nur einem definierten Störungsbild zugeordnet werden. ▶ Tab. 6.7 gibt einen Überblick, wie Auffälligkeiten im Sprechstimmprofil interpretiert werden können.

Zusätzlich werden **Auffälligkeiten** und **Besonderheiten** notiert, beispielsweise:

- Registerbrüche mit Tonhöhe, z. B. „Im Übergang von … zu … klingt die Stimme deutlich heiserer“
- Auffälligkeiten der Register, z. B. „Kopfstimme nicht vorhanden“

Ein Hinweis auf eine funktionelle Problematik kann auch ein inhomogen wirkendes Singstimmprofil sein, beispielsweise wenn die minimale (oder maximale) Lautstärke von Tonhöhe zu Tonhöhe stark variiert; siehe Fallbeispiel B (S. 83).

Desweiteren müssen die bereits in der Anamnese erhobenen Informationen über Sprech- und Singgewohnheiten sowie die bisherige stimmliche Ausbildung in die Interpretation der Untersuchungsergebnisse mit einbezogen werden. In ▶ Abb. 6.11 und ▶ Abb. 6.12 sind Normwerte für Stimmumfangsprofile aus mehreren Studien für Frauen und Männer zusammengefasst. Die untersuchten Gruppen sind unterschiedlich groß und setzen sich aus erwachsenen Sängern und Nicht-Sängern mit unterschiedlichem Trainingsgrad zusammen. Hier zeigt sich deutlich, dass das durchschnittliche Leistungsprofil erheblich von der täglichen stimmlichen Beanspruchung und von der sängerischen Ausbildung beeinflusst wird Pabon et al., 2011.

Tab. 6.7 Zusammenfassung möglicher Auffälligkeiten im Singstimmprofil. Diese können je nach Art der Anpassung an die Stimmstörung auch individuell kombiniert auftreten.

Klinisches Merkmal	Mögliche Auffälligkeiten des Umfangsprofils der Singstimme
erhöhter Tonus (z. B. hyperfunktionelle Dysphonie)	eingeschränkter SPL_{min}, eingeschränkte Dynamikbreite, erhöhte $F0_{min}$, eingeschränkter Tonumfang
niedriger Tonus (z. B. hypofunktionelle Dysphonie) (▶ Audio 6.2)	eingeschränkter SPL_{max}, eingeschränkte Dynamikbreite, niedrige $F0_{max}$, eingeschränkter Tonumfang
eingeschränkte einseitige Stimmlippenmotilität (z. B. Stimmlippenparese) (▶ Video 6.1, ▶ Video 6.2, ▶ Video 6.3 ▶ Audio 4.1, ▶ Audio 4.3, ▶ Audio 4.7, ▶ Audio 6.3)	erheblich eingeschränkter SPL_{max}, eingeschränkte Dynamikbreite, erheblich zu niedrige $F0_{max}$, eingeschränkter Tonumfang
strukturelle Veränderungen der Stimmlippen (▶ Video 5.1, ▶ Video 5.4, ▶ Video 5.5, ▶ Video 5.10, ▶ Video 5.11, ▶ Video 6.1, ▶ Video 6.4, ▶ Video 6.5, ▶ Video 6.6, ▶ Audio 5.1, ▶ Audio 5.2, ▶ Audio 6.4)	eingeschränkter SPL_{min}, eingeschränkte Dynamikbreite, niedrige $F0_{max}$, eingeschränkter Tonumfang

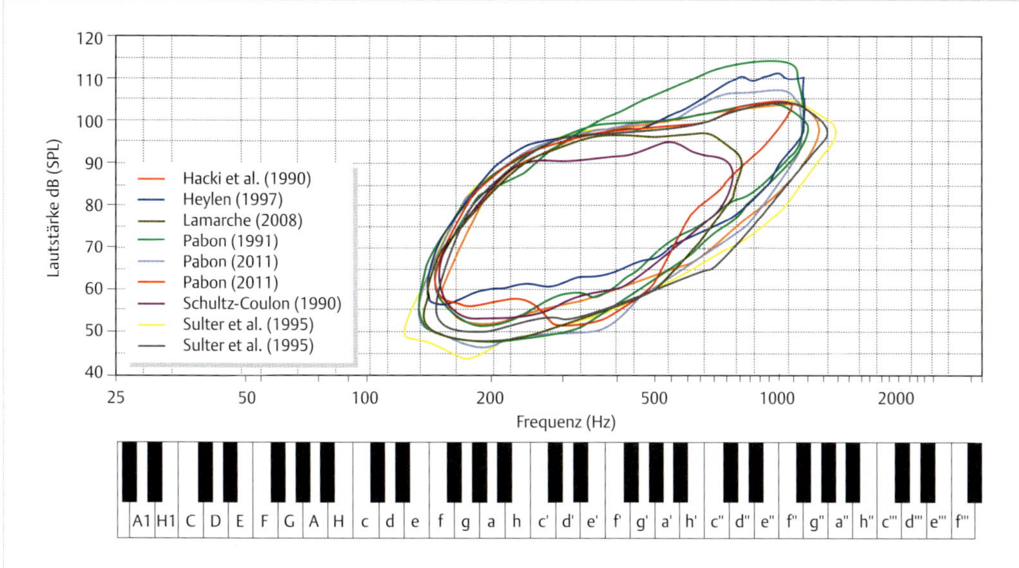

Abb. 6.11 Vergleich von Stimmumfangsprofilen für trainierte und untrainierte gesunde Frauenstimmen anhand einer Metaanalyse von mehreren Studien. Das Leistungsprofil ist deutlich abhängig vom stimmlichen Training. Grafik nach Pabon et al., 2011.

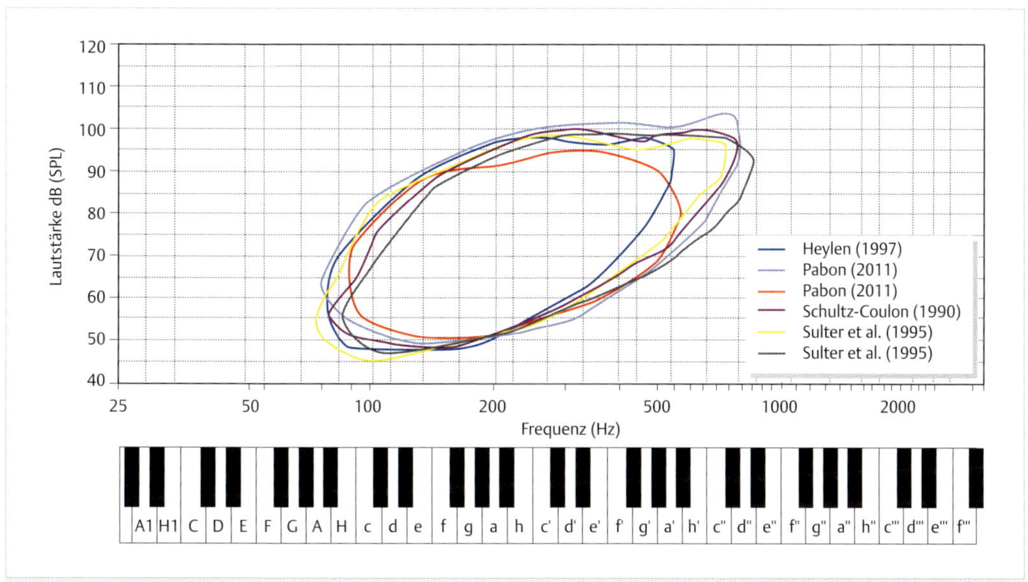

Abb. 6.12 Vergleich von Stimmumfangsprofilen für trainierte und untrainierte gesunde Männerstimmen anhand einer Metaanalyse von mehreren Studien. Grafik nach Pabon et al., 2011.

Die folgende Grafik (▶ Abb. 6.13) gibt einen Überblick über Durchschnittswerte für den gesamten Tonumfang und die mittlere Sprechstimmlage (MSSL) von Frauen und Männern anhand einer Klaviertastatur mit Notennamen.

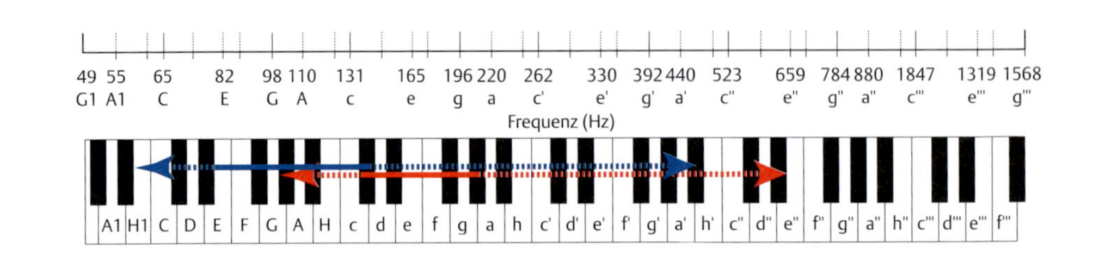

Abb. 6.13 Klaviertastatur mit den korrespondierenden Notennamen und den dazugehörenden Frequenzen (Hz). Überblick über die mittlere Sprechstimmlage (MSSL, durchgehende Linie) und den gesamten Tonumfang (gestrichelte Linie) der Singstimme bei Frauen (rot) und Männern (blau).

Zu beachten

- Eine fehlende Bereitschaft zur Mitwirkung oder mangelnde Musikalität des Patienten kann die Messung eines Stimmumfangprofils erheblich erschweren. Der Untersucher kann den Patienten motivieren, indem er eine Tonleiter vorsingt oder den Patienten bittet, ein einfaches Lied zu singen (z. B. „Alle meine Entchen"). Dies sollte jeweils notiert werden.
- Der Untersucher kann die Messung durch eine fehlerhafte oder unmotivierte Anleitung deutlich beeinflussen.
- Bei geschulten Stimmen (Berufssänger und -sprecher), aber auch bei Kindern und Senioren sind die Stimmumfangsprofile deutlich anders als bei ungeübten Erwachsenen.

6.4 Irregularitätsparameter Jitter und Shimmer

Definition

Jitter und Shimmer

- Jitter misst die Schwankung der Tonhöhe von einer akustischen Schwingung zur nächsten.
- Shimmer misst die Abweichung der Lautstärke von einer akustischen Welle zur nächsten.

6.4.1 Messung

Die korrekte Berechnung von Jitter und Shimmer hängt davon ab, dass die Grundfrequenz und die Lautstärke einer Stimme von der Software korrekt erkannt werden können. Dies ist jedoch bei heiseren Stimmen deutlich erschwert, so dass beide Parameter stark erhöhte und fehlerhafte Werte zeigen können [Ma u. Yiu, 2005], [Boersma, 2009].

Deswegen sollten Messungen von Jitter und Shimmer **nur bei leicht- bis mittelgradig heiseren Stimmen** durchgeführt werden. Dies entspricht einer auditiv-perzeptiven Einschätzung einer Stimme von ≤ G2 auf der GRBAS-Skala bzw. ≤ H2 auf der RBH-Skala [Titze, 1995], [Carding et al., 2009].

Auch bei **sehr leisen Stimmen** oder bei **Hintergrundlärm** kann die Erkennung von Grundfrequenz und Lautstärke erschwert sein (Kap. 6.2.5). Aus dem Grunde sollte das Stimmsignal immer mindestens 30 dB(A) lauter als die Umgebungsgeräusche sein [Titze, 1995].

Für die Berechnung von Jitter und Shimmer werden bevorzugt **gehaltene Vokale** verwendet, um Einflüsse unterschiedlicher Laute oder von Artikulationsbewegungen auszuschließen. Es wird der Vokal /a/ für die Stimmaufnahme empfohlen, da dieser unabhängig von der Muttersprache leicht imitierbar ist [Brockmann et al., 2011].

Folgende mündliche Aufnahmeanleitung wird empfohlen:

„Bitte sprechen Sie den Buchstaben /a/ sehr laut für 4 Sekunden".

Merke

Optimale Messbedingungen für Jitter und Shimmer

- Messungen nur bei Stimmen, welche mit ≤ G2 auf der GRBAS-Skala bzw. ≤ H2 auf der RBH-Skala eingeschätzt werden [Titze, 1995].
- Mikrofon mit 30 cm oder 10 cm Abstand, seitlich positioniert, um Strömungsgeräusche zu vermeiden [Titze, 1995]. Hier muss die Lautstärke der Entfernung entsprechend berechnet werden.
- Bei 10 cm Mikrofon-Mund-Abstand mit 80 dB (A) (= ca. 70 dB(A) bei 30 cm Mikrofon-Mund-Abstand). Dies entspricht bei Gesunden dem subjektiven „mit lauter Stimme" Sprechen [Brockmann et al., 2008], [Brockmann et al., 2011].
- Hintergrundlärm vermeiden, u. a. Aufnahmen immer bei geschlossenem Fenster. Das Stimmsignal sollte mindestens 30 dB(A) lauter als Hintergrundgeräusche sein [Schutte u. Seidner, 1983], [Titze, 1995].

6.4.2 Auswertung und Normwerte

Für die Analyse empfiehlt sich, einen Mittelteil der Phonation zu wählen, um die verstärkte Instabilität der Ein- und Ausschwingphase auszuschließen. Idealerweise wird ein Mittelwert aus mehreren Messungen gebildet [Titze, 1995].

Da für jedes Software-Programm unterschiedliche Normwerte gültig sind, beziehen sich die unten angegebenen Werte auf die Analyse mit der freien Software PRAAT [Boersma, 2009].

Merke

Empfehlungen zur Auswertung der Irregularitätsparameter

- Mittelteil einer Phonation von Sekunde 0,5–2,5 ausschneiden und zur Analyse verwenden (ohne Ein- und Ausschwingphase).
- Drei Wiederholungen, davon Mittelwert bilden [Titze, 1995].
- Faustregel: Jitter > 1 und Shimmer > 2 gelten als auffällig.

Zu beachten

- Bei heiseren Stimmen mit Gesamteindruck Heiserkeit ≥ G2 (GRBAS-Skala) können Jitter und Shimmer nicht sinnvoll berechnet werden.
- Bei zu leiser Phonation oder Hintergrundlärm sind die Erkennung der Grundfrequenz und der Lautstärke und somit die Messung von Jitter und Shimmer erschwert. Wenn möglich, sollte der Patient „laut" sprechen. Zusätzlich sollte das Fenster immer geschlossen sein.

6.5 Spektrogramme

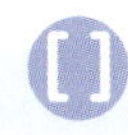

Definition

Spektrogramme

Ein Spektrogramm stellt die Zusammensetzung des akustischen Stimmsignals aus einzelnen Frequenzen (Grundton und Obertöne) im zeitlichen Verlauf dar.

6.5.1 Messung

Für die Erstellung von standardisierten Spektrogrammen wird die Analyse einer Vokalphonation von mindestens 3 Sekunden sowie der Stimme beim Aufzählen der Wochentage und beim Lesen eines Textes empfohlen (▸ Tab. 6.8) [Titze, 1995], [Dejonckere et al., 2001].

6.5.2 Auswertung

Das **Obertonspektrum** wird visuell durch den Untersucher bewertet und schriftlich zusammengefasst.

Schmal- und Breitbandspektrogramme stellen unterschiedliche Merkmale dar:

- Das **Schmalbandspektrum** ist mit einer niedrigen Zeit- und hohen Frequenzauflösung (z. B. 30 ms/43 Hz) zur Darstellung von u. a. Frequenzverläufen oder des gesamten Obertonspektrums ausgelegt.
- Das **Breitbandspektrum** hat eine hohe Zeit- und niedrige Frequenzauflösung (z. B. 5 ms/260 Hz) und ist besser zur Darstellung von Glottisschlägen oder der Vokalformanten geeignet.

Tab. 6.8 Phonationsaufgaben und dazugehörige Untersuchungsanleitungen zur Erstellung von Spektrogrammen.

Material	Anleitung Patient
Vokalphonation	„Bitte sagen Sie den Buchstaben /a/ für 3 Sekunden."
Aufzählen der Wochentage	„Bitte sagen Sie die Wochentage auf."
Lesetext: „Der Nordwind und die Sonne"	„Bitte lesen Sie diesen Text laut vor."

Zur Auswertung werden folgende Kriterien empfohlen:

- Regularität (= definiertes wellenförmiges Aussehen der Obertonbänder)
- Rauschen (= unspezifische Farb-/Grautonverteilung)
- harte Stimmeinsätze, Stimmabbrüche (= senkrechte Linien)
- Dämpfung spezifischer Frequenzbereiche (z. B. Dämpfung oder fehlende Obertöne ab 2000 Hz)
- in Einzelfällen Bestimmung Vokalformant/Sängerformant

Die Ausschnitte von Schmal- und Breitbandspektrogrammen in ▸ Abb. 6.14 und ▸ Abb. 6.15 zeigen vor allem Auffälligkeiten im Obertonspektrum des Schmalbandspektrogramms.

Zu beachten

- Hintergrundlärm kann das Spektrogramm stark beeinflussen, so dass keine wesentlichen Merkmale mehr erkennbar sind.
- Die Interpretation ist individuell und von der Erfahrung des Untersuchers abhängig.

6.6 Dysphonia Severity Index

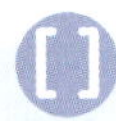

Definition

Dysphonia Severity Index (DSI)

Der DSI ist ein kombinierter Parameter zur Quantifizierung einer Stimmstörung. Er wird aus den folgenden Merkmalen berechnet:

- höchste erzielte Frequenz ($F0_{max}$) des Umfangsprofils der Singstimme
- niedrigste erzielte Intensität (SPL_{min}) des Umfangsprofils der Singstimme
- Tonhaltedauer (THD)
- Jitter %

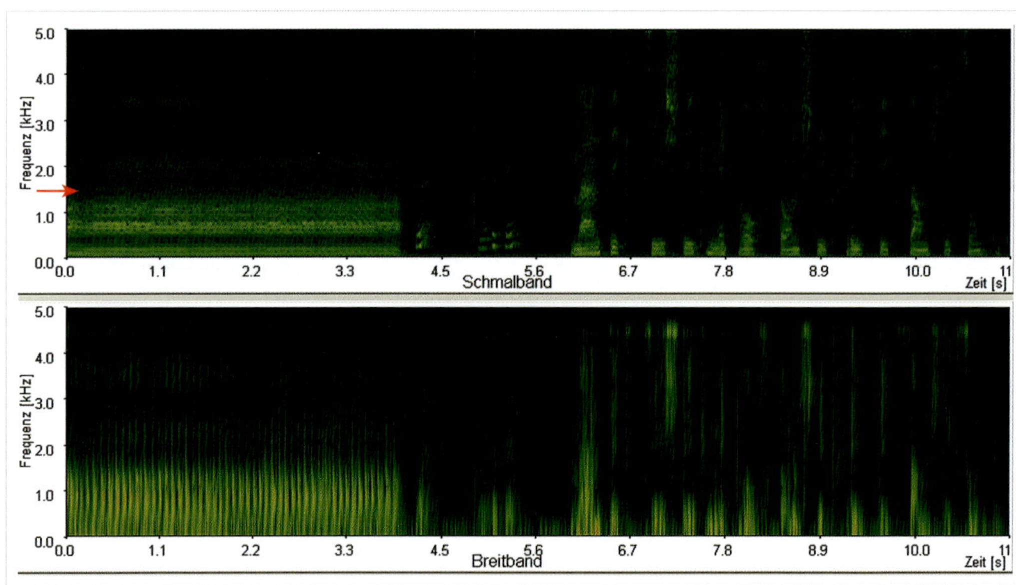

Abb. 6.14 Spektrogramm eines Mannes mit funktioneller Stimmstörung. Das Obertonspektrum ist ab 1500 Hz deutlich verringert und unspezifisch verteilt (Pfeil). Dies wird als mangelnde Tragfähigkeit und Effizienz wahrgenommen.

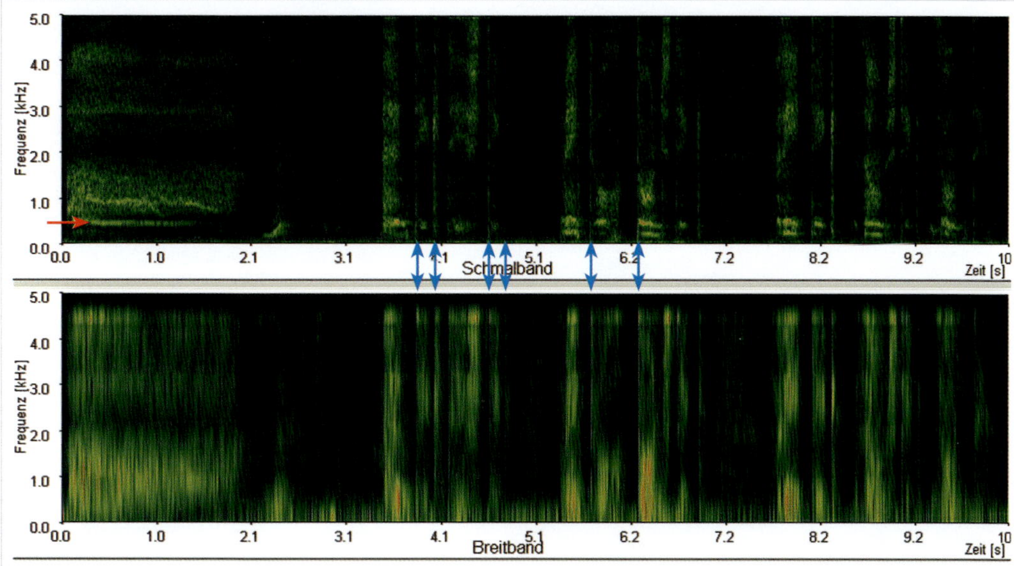

Abb. 6.15 Spektrogramm einer Frau mit Reinke-Ödemen beidseits und diplophoner Stimme (▶ Video 6.4, ▶ Video 6.5). Das Obertonspektrum ist ab dem 1. Oberton unspezifisch verteilt (unregelmäßig). Die diplophonen Anteile der Stimme zeigen sich am stark überrepräsentierten 1. Oberton (roter Pfeil). Die blauen Pfeile zeigen harte Stimmeinsätze.

6.6.1 Messung und Berechnung

Häufig werden die einzelnen Parameter des DSI von einer Software im Rahmen der entsprechenden instrumentellen Messungen (Stimmumfangsprofil, Irregularitätsmessung) erhoben und automatisch weiter berechnet.

Merke

Formel zur Berechnung des DSI

$DSI = 0{,}13 \times MPT + 0{,}0053 \times F0_{max} - 0{,}26\ SPL_{min} - 1{,}18 \times Jitter\ (\%) + 12{,}4$

Tab. 6.9 Normwerte für den Dysphonia Severity Index (DSI) im Erwachsenenalter sowie Vergleich mit einer diagnostischen Nominal- und Intervallskala [Hakkesteegt et al., 2006], [Nawka et al., 2006], [Hakkesteegt et al., 2008].

DSI-Wert	Stimmfunktion (Nominalskala)	Schweregrad (Intervallskala)
>4,2	normal	0
4,2 bis 1,8	leicht eingeschränkt	1
1,8 bis –1,2	mittelgradig eingeschränkt	2
<oder=–1,2	hochgradig eingeschränkt	3

6.6.2 Auswertung und Normwerte

Für das Erwachsenenalter liegt der Gesamtwert zwischen +5 für normal klingende und –5 für hochgradig auffällige Stimmen [Wuyts et al., 2000]. Diese Werte können jedoch auch erheblich unter- und überschritten werden [Wendler et al., 2005]. ▶ Tab. 6.9 fasst die bisherigen Normwerte zusammen.

Zu beachten

- Die Genauigkeit und Aussagekraft des DSI ist davon abhängig, wie korrekt die einzelnen Parameter gemessen werden.
- Der DSI entspricht nicht der subjektiven Stimmproblematik und der perzeptiv wahrgenommenen Heiserkeit.

Kapitel 7

Aerodynamische Messungen

7 Aerodynamische Messungen

7.1 Einführung

7.1.1 Warum aerodynamische Messungen?

Die Atmung erfüllt nicht nur vitale Funktionen, sondern wirkt entscheidend bei der Klangbildung von Sprech- und Singstimme mit. Befinden sich die Stimmlippen in der Phonationsstellung, so beeinflusst der Kehlkopf die Ausatmung. Dem Atemfluss wird bei der Exspiration ein erhöhter Widerstand entgegengesetzt, und das pulmonale System wird gezwungen, einen gesteigerten Druck aufzubringen, um eine Phonation zu ermöglichen – und für längere Zeit aufrechtzuerhalten [Ma u. Yiu, 2011].

In der Praxis beschränken sich die aerodynamischen Untersuchungen im Wesentlichen auf die Durchführung einer orientierenden Spirometrie, die vor allem die Vitalkapazität und die Einsekundenkapazität erfasst. Weiterhin werden in der Stimmdiagnostik die Tonhaltedauer und der Phonationsquotient bestimmt [Dejonckere et al., 2001].

Merke

Aerodynamische Messungen bilden nicht nur Lungenfunktionen ab, sondern erfassen indirekt laryngeale Funktionen während der Phonation.

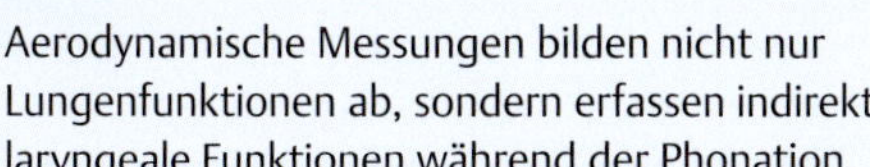

Vitalkapazität

Die Vitalkapazität (VC) wird zu den statischen Messgrößen gezählt und entspricht dem mobilisierbaren Luftvolumen der Lunge, das maximal ein- und ausgeatmet werden kann. Die spirometrisch erfasste VC (3 500–5 000 ml) setzt sich aus Atemzugvolumen sowie dem inspiratorischen und exspiratorischen Reservevolumen zusammen.

Die VC spiegelt indirekt die mechanischen Ausdehnungseigenschaften von Thorax und Lunge wieder. Beispielsweise ist bei einer Lungenfibrose, die zu den restriktiven Ventilationsstörungen gezählt wird, die Entfaltung der Lunge durch Vernarbungsprozesse eingeschränkt.

Auch hier müssen die Normwerte nach Alter, Geschlecht, Körpergröße, Körpergewicht und allgemeiner körperlicher Leistungsfähigkeit des Patienten beurteilt werden. Bei Männern wird orientierend eine VC von > 4,0 l und bei Frauen von > 3,0 l angegeben.

Einsekundenkapazität

Die Einsekundenkapazität (FEV_1) ist eine dynamische Messgröße, die mit Hilfe der Spirometrie erhoben werden kann. FEV_1 bezeichnet das Atemvolumen nach maximal willkürlicher Exspiration innerhalb der 1. Sekunde [% Soll].

Die erhobenen Werte sind von Alter, Geschlecht und Größe des Patienten abhängig. Ein niedriges FEV_1 kann der 1. Hinweis für eine Verengung (Obstruktion) der unteren Atemwege (z. B. Asthma bronchiale, chronische Bronchitis) sein.

Das forcierte Exspirationsvolumen in 1 Sekunde (FEV_1) ist bei einer obstruktiven Ventilationsstörung, z. B. einer beidseitigen Stimmlippenparese, immer vermindert [Schneider et al., 2003], [Wendler et al., 2005].

Merke

In der Praxis ist keine differenzierte pulmonale Diagnostik mit VC und FEV_1 möglich, sondern nur eine grobe Orientierung. Bei Unklarheiten sollte immer eine lungenfachärztliche Abklärung erfolgen.

Tonhaltedauer

Die Tonhaltedauer bezeichnet die Zeitspanne, in welcher ein Vokal leise nach maximaler Einatmung phoniert werden kann. Hierfür werden die Vokale /a/ oder /o/ möglichst lange gehalten.

Die Sprechlautstärke ist ein wesentlicher Einflussfaktor. Auch der Trainingszustand und die emotionale Verfassung des Patienten sowie die Untersuchungsanleitung beeinflussen das Ergebnis [Kent et al., 1987], [Colton et al., 2006].

Phonationsquotient

Der Phonationsquotient (PQ) gibt das Verhältnis zwischen Vitalkapazität und Tonhaltedauer an. Er wird als Ratio von Vitalkapazität zu Tonhaltedauer berechnet und gibt somit indirekt den Luftverlust während der Phonation an.

7.1.2 Wann und wofür sind aerodynamische Messungen geeignet?

Die Messung der Tonhaltedauer, der Vitalkapazität und die Berechnung des Phonationsquotienten werden generell bei der Untersuchung von Stimmstörungen empfohlen [Hirano, 1981], [Dejonckere et al., 2001]. Somit können die Atemkapazität und die Phonationsdauer sowie indirekt Ventilationsstörungen und die Effizienz der Phonation beurteilt werden [Wendler et al., 2005], [Colton et al., 2006].

Die publizierten Normwerte sind relativ breit gestreut, was für eine niedrige Reliabilität und Sensitivität spricht [Colton et al., 2006]. Die generelle Atemkapazität und auch indirekt die Tonhaltedauer hängen von Geschlecht, Alter, Körpergröße und Trainingszustand ab.

> **Merke**
>
> **Wann werden aerodynamische Messungen angewendet?**
> Es wird empfohlen, Vitalkapazität, Tonhaltedauer und Phonationsquotient immer zur Erstdiagnostik und Abschlussuntersuchung zu erheben.

7.2 Tonhaltedauer

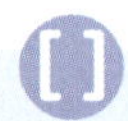

> **Definition**
>
> **Tonhaltedauer**
> Die Tonhaltedauer (THD) oder Maximum Phonation Time (MPT) gibt die längst mögliche Vokalphonation nach tiefer Einatmung in Sekunden an.

7.2.1 Messung

Das Prinzip ist: Während der Patient den Vokal /a/ sagt, wird die Zeit mit einer Stoppuhr gemessen [Dejonckere et al., 2001]. Der Ablauf ist folgender:

- Der Patient steht bei der Untersuchung und wird gebeten: „Bitte holen Sie so tief wie Sie können Luft, und sagen Sie den Buchstaben /a/ so lange wie möglich." Der Untersucher demonstriert dies einmal.
- Drei Wiederholungen; die längste Phonationszeit wird verwendet [Dejonckere et al., 2001].

7.2.2 Auswertung und Normwerte

> **Zu beachten**
>
> - nur orientierende Einschätzung möglich
> - Richtwert für Interaktion zwischen Respiration und Phonation

7.3 Vitalkapazität

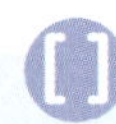

> **Definition**
>
> **Vitalkapazität (VC)**
> Die Vitalkapazität gibt das gesamte Lungenvolumen, das nach einer maximalen Einatmung mit maximaler Anstrengung ausgeatmet werden kann, in ml an.

7.3.1 Messung und Auswertung

Die Messung wird mit einem Spirometer durchgeführt (▶ Abb. 7.1).

- Anweisung: „Bitte atmen Sie erst aus. Dann holen Sie bitte so tief wie möglich Luft. Danach blasen Sie die Luft bitte mit Druck und so lange wie möglich in dieses Gerät".
- Drei Versuche, das beste Ergebnis wird verwendet.

Tab. 7.1 Normwerte für die Tonhaltedauer in Sekunden nach Altersgruppen und Geschlecht aufgegliedert [Kent et al., 1987], [Colton et al., 2006].

		Frauen		Männer	
Altersgruppe		Mittelwerte in Sek. (SD)	Spanne	Mittelwerte in Sek. (SD)	Spanne
Erwachsene (nach Stimmwechsel)	13 + Jahre	21 (6)	15–27	26 (7)	19–33
ältere Erwachsene	65 + Jahre	14 (6)	8–20	15 (6)	9–21

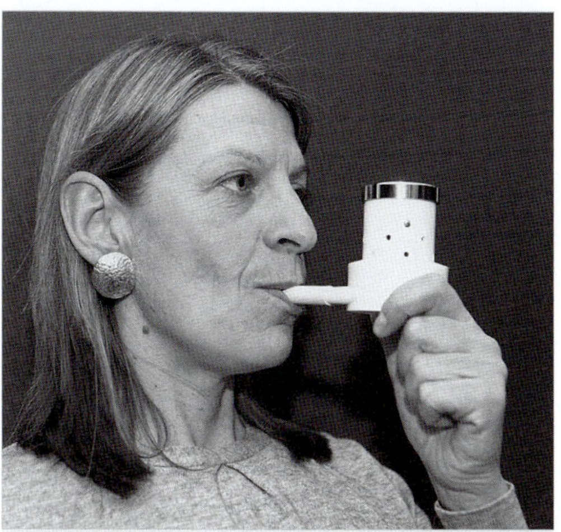

Abb. 7.1 Messung der Vitalkapazität mittels Spirometer.

In der Regel werden Normwerte mit dem jeweiligen Messgerät geliefert. Hier werden 2 unterschiedliche Methoden zur Berechnung vorgestellt, die sich mit einem PC und der Software Excel leicht durchführen lassen.

Formeln

Genaue Berechnung der VC nach Kent et al., 1987
Männer: (27,63 – 0,112 × Alter) × Größe (cm)
Frauen: (21,78 – 0,101 × Alter) × Größe (cm)

Berechnung der VC mit der „Faustregel"
Männer: Körpergröße × 25 in ml
Frauen: Körpergröße × 20 in ml

Zu beachten

- Geräte sind kostengünstig und erlauben ein schnelles Screening.
- Die Ergebnisse müssen anhand von Alter, Geschlecht, Größe, Gewicht und Trainingszustand interpretiert werden.

7.4 Phonationsquotienten

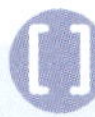

Definition

Phonationsquotient (PQ)
Der Phonationsquotient drückt die Beziehung zwischen der Vitalkapazität und der maximalen Tonhaltedauer (mit Vokal /a/) aus.

7.4.1 Berechnung und Auswertung

Der Phonationsquotient wird aus dem Verhältnis von Vitalkapazität (ml) zu maximaler Tonhaltedauer (s) berechnet und in ml/s angegeben.

Formel zur Berechnung des Phonationsquotients

$$\frac{\text{Vitalkapazität (ml)}}{\text{Tonhaltedauer mit Vokal /a:/ (s)}} \qquad (1)$$

- Werte von 120–190 ml/s gelten als normal.
- Ergebnisse von > 190 ml/s werden als auffällig erhöht bewertet.

Kapitel 8

Indikationsmodell zur Behandlung bei Stimmstörungen

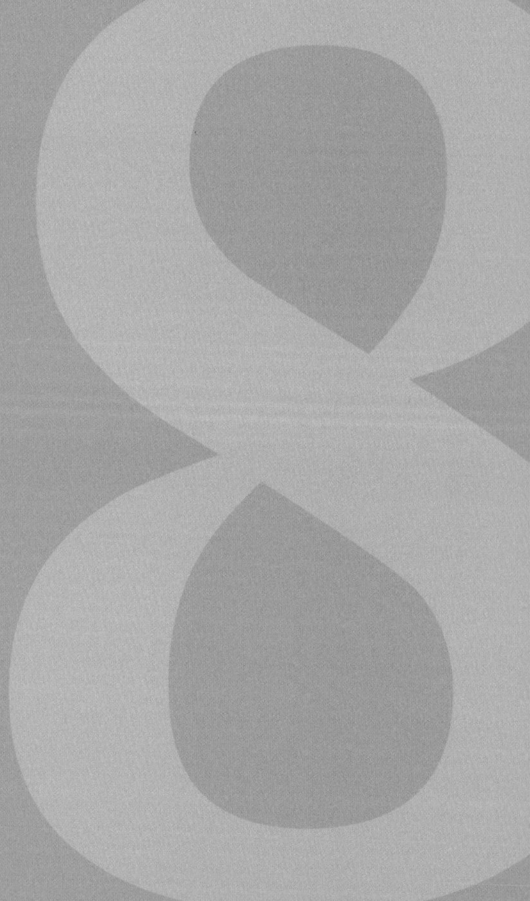

8 Indikationsmodell zur Behandlung bei Stimmstörungen

8.1 Einleitung

Eine angemessene Behandlung kann nur begonnen werden, wenn die Ursachen und Auswirkungen einer Stimmstörung bekannt sind. Dies setzt profunde Kenntnisse der Stimmphysiologie sowie der Vor- und Nachteile unterschiedlicher Diagnostikmethoden voraus.

Eine professionelle Stimmdiagnostik kann nicht allein auf dem subjektiven Erfahrungshorizont einer Fachperson beruhen. Sie untersucht, interpretiert und integriert visuelle, auditiv-perzeptive und instrumentell akustische Informationen. Darüber hinaus berücksichtigt sie auch das subjektive Erleben und das Umfeld des betroffenen Patienten.

Aus den erhobenen Befunden lassen sich häufig Hypothesen über die Stimmproblematik und angemessene Therapieoptionen ableiten:

- Beratung (z. B. Stimmhygiene)
- Stimmübungstherapie
- Phonochirurgie
- Kombination Phonochirurgie und Stimmübungstherapie („Sandwich-Therapie")
- Überweisung an andere Fachdisziplinen zur weiterführenden Diagnostik und ggf. Therapie (u. a. Pulmologie, Psychiatrie, Physiotherapie)

Die Behandlung bewegt sich immer in einem Spannungsfeld zwischen objektiven Daten und den Bedürfnissen des zu behandelnden Individuums. Zusätzlich müssen die Grenzen der Stimmdiagnostik berücksichtigt werden.

8.2 Wertung der Untersuchungsergebnisse

Das **Indikationsmodell** (▸ Abb. 8.1) illustriert bei funktionellen und gegebenenfalls strukturellen Stimmstörungen (siehe entsprechende Kreissegmente) die Notwendigkeit einer logopädischen Stimmübungstherapie.

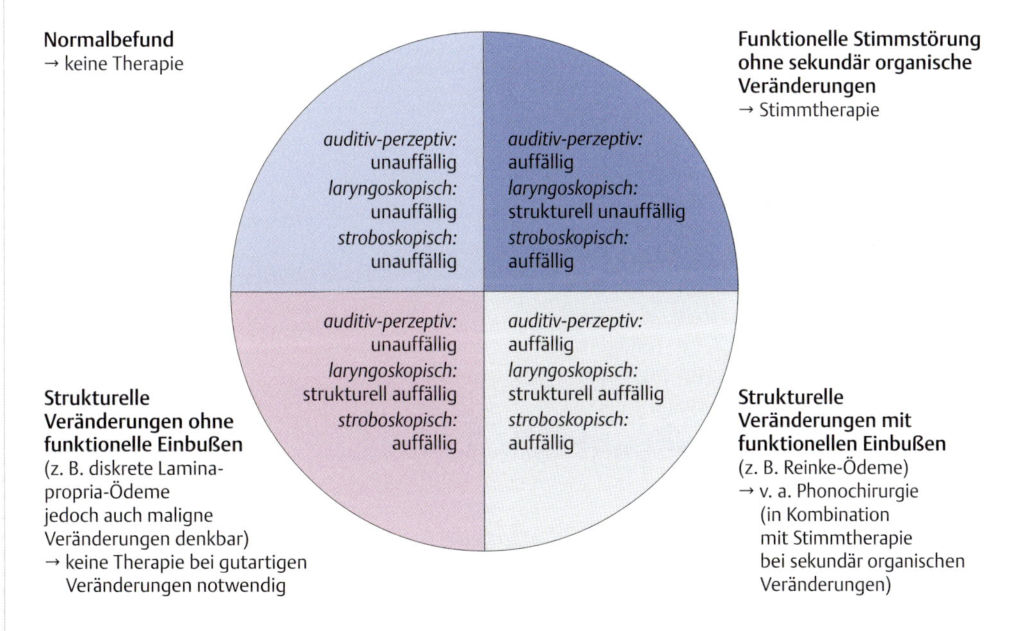

Abb. 8.1 Indikationsmodell für die Stimmtherapie. Das Indikationsmodell illustriert in den einzelnen Kreissegmenten vereinfacht 4 Grundformen von Stimmbefunden (auditiv-perzeptiv, Laryngoskopie, Stroboskopie) und die dazugehörigen Therapieableitungen.

Die einzelnen 4 Segmente, die sich zunächst auf einen auditiv-perzeptiven Befund sowie eine Laryngoskopie und eine Stroboskopie stützen, beschreiben wesentliche Konstellationen, die sich bei der klinischen Beurteilung von Stimmpatienten finden lassen. Eine unauffällige Stimme bedingt nicht automatisch einen morphologisch und funktionell unauffälligen Kehlkopfbefund, umgekehrt kann eine auffällige Stimme mit einem vollkommen unauffälligen strukturellen Befund des Kehlkopfs einhergehen.

Ein sogenannter Normalbefund (s. Segment 1) lässt sich beispielhaft auf die sloganähnliche Formel „it looks good and sounds good“ reduzieren. 3 weitere denkbare Formen ergänzen didaktisch den Normalbefund:

- „it looks bad and sounds good“: strukturelle Veränderung ohne hörbare Stimmstörung (s. Segment 2)
- „it looks good and sounds bad“: keine nachweisbare strukturelle Veränderung mit hörbarer Stimmstörung (s. Segment 3)
- „it looks bad and sounds bad“: strukturelle Veränderung mit hörbarer Stimmstörung (s. Segment 4)

Patienten, die beispielsweise umschriebene strukturelle gutartige Veränderungen der Stimmlippen aufweisen, zeigen unter Umständen keine funktionelle Beeinträchtigung ihrer Stimme (z. B. umschriebenes Randkantenödem). Diese Patienten haben ihre Stimmtechnik spontan optimal der organischen Situation angepasst. In diesen seltenen Fällen (siehe Kreissegment) ist weder ein operatives Vorgehen noch eine Stimmtherapie sinnvoll.

Ist der auditiv-perzeptive Befund jedoch bei Patienten mit umschriebenen gutartigen strukturellen Befunden auffällig und besteht eine Beeinträchtigung der Stimmfunktion im Alltag, kann eine rasche phonochirurgische und logopädische Behandlung angezeigt sein (Sandwich-Therapie).

8.3 Grenzen der Stimmdiagnostik

Die Stimmdiagnostik integriert unterschiedliche Aspekte der Stimmfunktion eines Patienten. Die vielfältigen Daten bedürfen der kritischen Interpretation und einer kontinuierlichen Re-Evaluation während der Behandlung. Alle erhobenen Daten sind Momentaufnahmen der Leistungsfähigkeit und Befindlichkeit des Patienten. Die Messergebnisse suggerieren bisweilen eine Objektivität, die in Frage gestellt werden muss, wenn beispielsweise der Patient oder der Untersucher unmotiviert sind.

Die Stimmdiagnostik führt nicht immer zu einer abschließenden Diagnose. Sie liefert jedoch vielfältige Informationen über Fehlfunktionen, die eine Stimmstörung auslösen oder aufrechterhalten können. Die Informationen bilden die Grundlage für eine funktionelle ursachen- und symptombezogene Stimmtherapie.

Mit dem diagnostischen Wissen können die unterschiedlichen Therapiebereiche näher definiert werden, und der Therapieverlauf kann fortlaufend diagnostisch evaluiert werden. Der Vorteil einer kontinuierlichen diagnostischen Dokumentation liegt u. a. darin, dass dem Patienten positive Entwicklungen demonstriert werden können (z. B. Verbesserung im Stimmumfangsprofil). Darüber hinaus liefern die Resultate einen Wirksamkeitsnachweis (Evidence-based Practice) für den Patienten und den Therapeuten.

Kapitel 9

Beispiele aus der Praxis

9 Beispiele aus der Praxis

9.1 Einführung

Anhand von 3 unterschiedlichen Fallbeispielen aus der Praxis wird das stimmdiagnostische Vorgehen als „diagnostische Einheit“ demonstriert. Die bisher aus didaktischen Gründen isoliert voneinander betrachteten Diagnosebausteine werden nun wieder anhand von Beispielen zusammengeführt. Die Beispiele umfassen jeweils eine individuelle Patientengeschichte, die systematisch prä- und posttherapeutisch stimmdiagnostisch erfasst und interpretiert werden.

9.2 Beispiel A: Einseitige Stimmlippenlähmung

9.2.1 Anamnese

56-jähriger Patient, Sales Manager (Sprechberuf). Die Vorstellung des Patienten erfolgte zur weiterführenden phoniatrischen Beurteilung wegen anhaltender Stimm- und Atembeschwerden, die seit mehr als einem halben Jahr nach einer Schilddrüsenoperation bei einem gutartigen Schilddrüsenknoten bestehen.

Bisher wurde keine logopädische Stimmtherapie durchgeführt. Die Stimmprobleme seien unmittelbar nach dem Eingriff aufgetreten. Der Operateur habe ihn nach dem Eingriff darauf hingewiesen, dass der „Kehlkopfnerv nicht durchtrennt“ worden sei und sich die Stimme wieder „schnell erholen“ werde. Der Patient sei beunruhigt, da er immer noch keine „vernünftige Stimme“ habe.

Er verspüre seit der Operation eine deutlich vermehrte Anstrengung beim Sprechen. Die Stimme sei nicht mehr belastbar. Früher habe er eine „gute Stimme“ gehabt. Die Stimme sei schon am frühen Morgen schlecht. Sie werde im Laufe des Tages „etwas schlechter“. Teilweise habe er beim schnelleren Sprechen das Gefühl von Atemnot. Er müsse dann mitten im Satz „Luft holen“. Er müsse vermehrt räuspern. Er habe das Gefühl als sei „Schleim auf den Stimmbändern“ – er versuche den Hals mit Bonbons zu befeuchten. Er verschlucke sich nicht beim Essen oder Trinken. Kein Fremdkörpergefühl im Hals. Gelegentlich Trockenheitsgefühl im Rachen. Keine Schmerzen, kein Brennen im Rachenraum. Selten muskuläre Verspannungen im Halsbereich.

Der Patient sei gesund. Keine Allergien. Keine weiteren operativen Eingriffe im Kopf-Hals-Bereich. Keine Infekte der oberen und unteren Atemwege in der Vergangenheit. Der Patient rauche seit 20 Jahren nicht mehr (früher: 5 Jahre lang regelmäßig 8 Zigaretten pro Tag), er trinke insgesamt 2–3 Liter Wasser pro Tag. Am Wochenende 3–4 Gläser Rotwein. Er habe vor der Erkrankung mehr Ausdauersport (Jogging) betrieben.

9.2.2 Diagnostik

► **Lupenlaryngoskopie.** Eine starre Endoskopie ist aufgrund des erhöhten Würgereizes nur mit Oberflächenanästhesie möglich. Eine flexible transnasale Endoskopie lehnt der Patient ab. Es zeigt sich ein regelrecht konfigurierter Kehlkopf. Leicht gerötete Schleimhäute im Bereich des Larynx. Keine vermehrten Sekretansammlungen im Larynx, den Sinus piriformes oder Valleculae. Keine strukturellen Auffälligkeiten beider Stimmlippen. Die rechte Stimmlippe steht paramedian still (► Abb. 9.1). Die linke Stimmlippe zeigt eine unauffällige Beweglichkeit beim Wechsel von Phonation zu Respiration und umgekehrt.

► **Stroboskopie.** Bei Phonation kommt es zum inkompletten Glottisschluss mit länglicher Schlussinsuffizienz. Vermehrte supraglottische Aktivität bei der Phonation. Randkantenverschiebungen vorhanden, kleine Amplituden nachweisbar (► Video 6.2a, ► Audio 9.1).

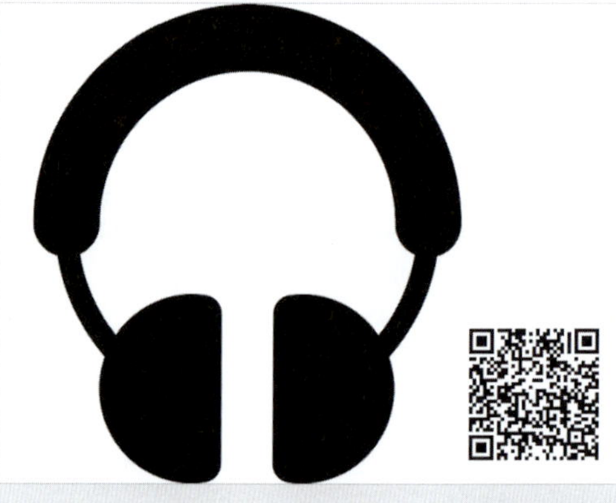

Audio 9.1 Stimmlippenlähmung vor Behandlung.

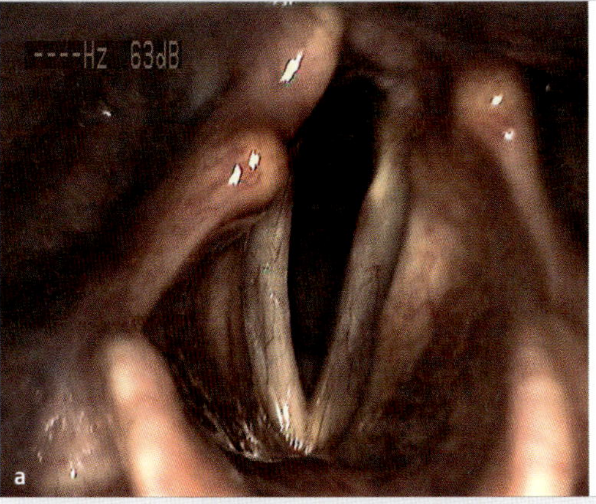

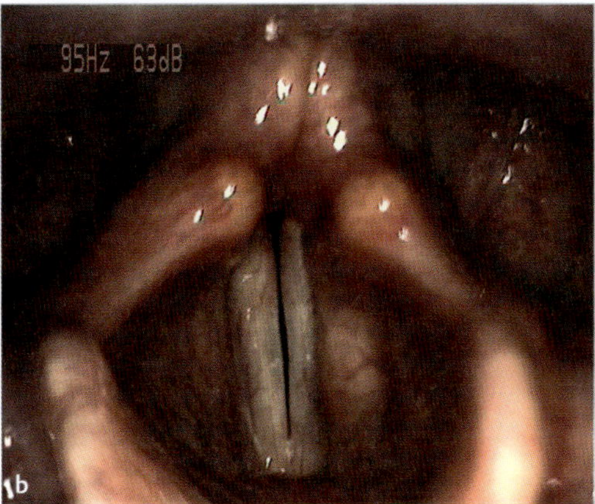

Abb. 9.1 Stimmlippenparese rechts bei einem 56-jährigen männlichen Patienten vor der Therapie.
a Respirationsstellung.
b Phonationsstellung.

▸ **Stimmumfangsprofil.** Im Singstimmprofil sind SPL_{max}, $F0_{max}$ und der Tonumfang auffällig. Die Steigerungsfähigkeit ist ab dem Mittelregister reduziert, das Kopfregister ist stark eingeschränkt. In der Sprechstimme zeigt sich eine reduzierte Ruflautstärke (▸ Abb. 9.2).

▸ **Spektrogramm.** Das Obertonspektrum ist ab ca. 200 Hz gedämpft (▸ Abb. 9.3).

Die Untersuchungsergebnisse sind in ▸ Tab. 9.1 zusammengefasst.

9.2.3 Diagnose

Nicht kompensierte einseitige Stimmlippenlähmung rechts bei Status nach Schilddrüsen-OP vor 1 Jahr.

9.2.4 Behandlung

Logopädische Therapie

Aufgrund der noch nicht optimalen Adaptation und des Sprechberufs werden zunächst 5 Stunden Stimmübungstherapie in der Logopädie empfohlen.

Schwerpunkte in der logopädischen Behandlung:

- Abbau muskulärer Fehlspannungen im Gesichts-, Hals- und Nackenbereich (u. a. mit manueller Stimmtherapie)
- Sensibilisierung auf Krafteinsatz der an der Stimmgebung beteiligten Strukturen (Schulung der auditiven, taktil-kinästhetischen und visuellen Wahrnehmung)
- Wahrnehmung und Ökonomisierung der Atmung (reflektorische Atemergänzung, atemrhythmisch angepasste Phonation)
- funktionelle Stimmübungen und Transferübungen
- Beratung über stimmhygienische Maßnahmen (Trinkmenge, Belastungsdauer)

Diese Schwerpunkte wurden aufbauend auf Vokal-, Silben-, Wort- und Satzebene sowie in der Spontansprache geübt und gefestigt. Besonders die Schulung der Eigenwahrnehmung und das gezielte Beobachten von Stimmverbesserungen waren für den Patienten entscheidend.

9.2.5 Therapieabschluss

Nach 5 Stunden logopädischer Übungstherapie gibt der Patient an, im Alltag wieder normal sprechen zu können.

9.2.6 Ergebnisse der Abschlussuntersuchung

▸ **Laryngoskopie.** Regelrecht konfigurierter Kehlkopf. Reizlose Schleimhautverhältnisse. Keine Sekretauflagerungen. Stimmlippe rechts paramedian still stehend; linke Stimmlippe zeigt regelrechte Beweglichkeit beim Wechsel von Phonation zu Respiration und umgekehrt (▸ Abb. 9.4).

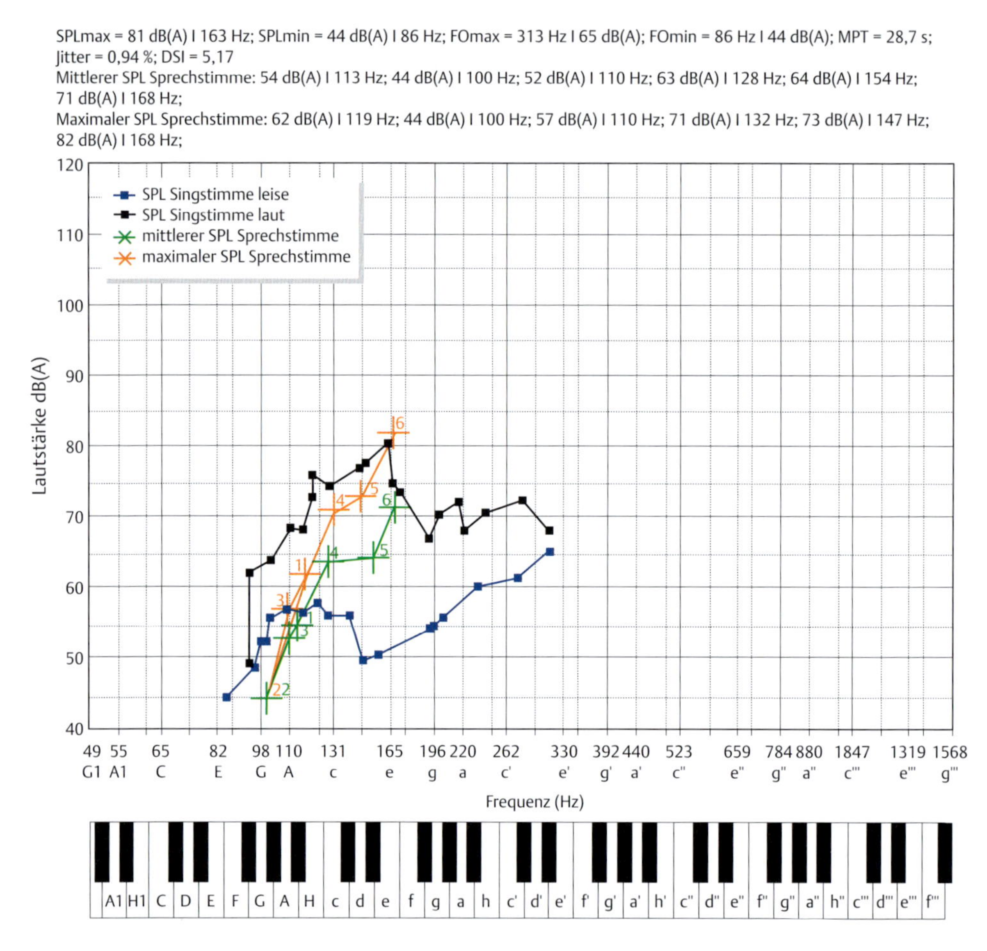

Abb. 9.2 Stimmumfangsprofil eines männlichen Patienten mit einseitiger Stimmlippenlähmung vor Behandlung. Im Singstimmprofil sind SPL_{max}, $F0_{max}$ und der Tonumfang auffällig. Die Steigerungsfähigkeit ist ab dem Mittelregister reduziert, das Kopfregister ist stark eingeschränkt. In der Sprechstimme zeigt sich eine reduzierte Ruflautstärke.

Tab. 9.1 Zusammenfassung der Ergebnisse der Stimmuntersuchung bei einem männlichen Patienten mit Stimmlippenparese rechts vor Behandlung.

Untersuchungsbereich	Ergebnis	Beurteilung
Selbsteinschätzung	VHI 20 Punkte	hochgradige Problematik
perzeptive Untersuchung	R1 B1 H1 G1 R1 B1 A1 S0	leicht auffällig, rasche Ermüdung
instrumentelle akustische Messungen	Stimmumfangsprofil Sprechen/Singen	mittelgradig auffällig
	Jitter 0,94 %	unauffällig
	DSI 5,17	unauffällig
	Spektrogramm	leicht auffällig
aerodynamische Messungen	Tonhaltedauer 28,7 Sek.	im Rahmen der Norm
	Vitalkapazität 4 750 ml	im Rahmen der Norm

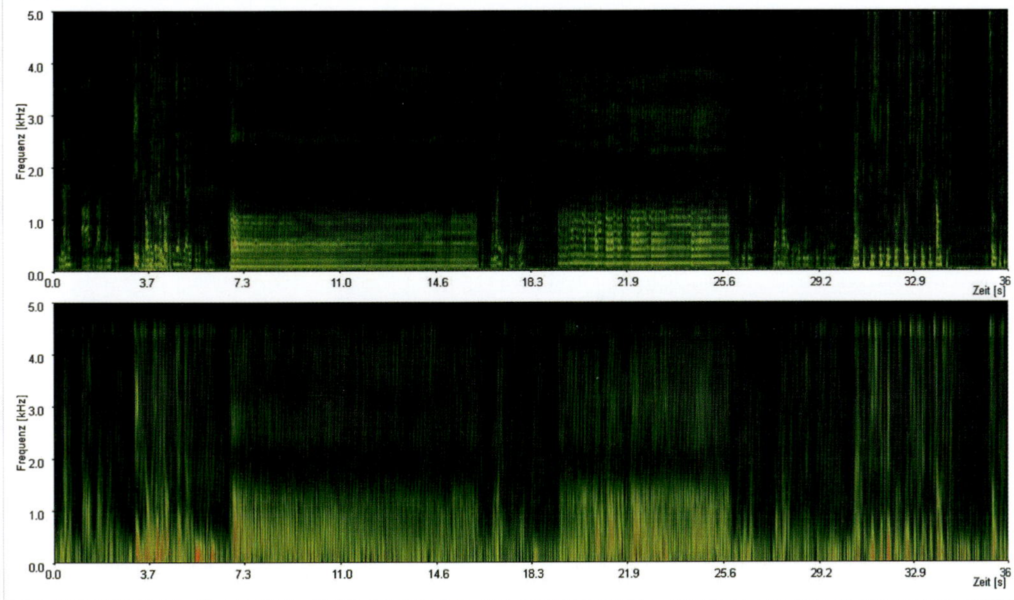

Abb. 9.3 Spektrogramm eines männlichen Patienten mit einseitiger Stimmlippenlähmung vor Behandlung. Das Obertonspektrum ist ab ca. 1200 Hz gedämpft.

▸ **Stroboskopie.** Bei Phonation zeigt sich ein vollständiger Glottisschluss mit ausgeprägten symmetrischen Randkantenverschiebungen. Supraglottische Aktivität bei Phonation nachweisbar (▸ Video 6.2b, ▸ Audio 9.2).

▸ **Stimmumfangsprofil.** Das Sprechstimmprofil ist nach der Therapie unauffällig (▸ Abb. 9.5). In der Singstimme fällt noch eine reduzierte maximale Tonhöhe ($F0_{max}$) auf. Auch die Kopfstimmfunktion ist weiterhin eingeschränkt, d. h. es kann nach wie vor nur begrenzt Tonus aufgebaut werden.

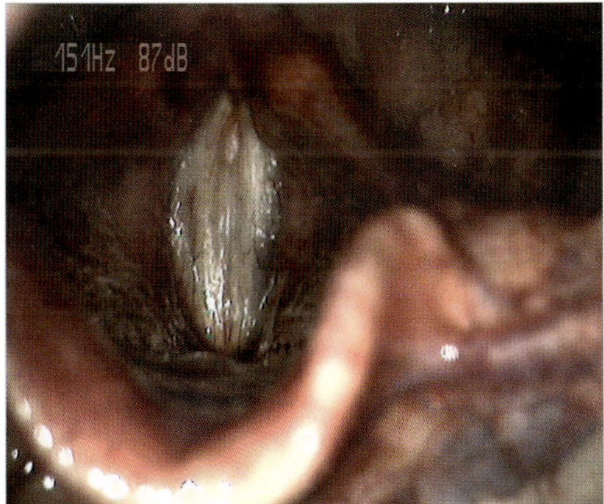

Abb. 9.4 Stimmlippenparese rechts bei einem 56-jährigen männlichen Patienten. Kompensatorischer Stimmlippenschluss bei Phonation trotz bestehender Parese nach logopädischer Therapie möglich.

Audio 9.2 Status nach Behandlung der Stimmlippenlähmung.

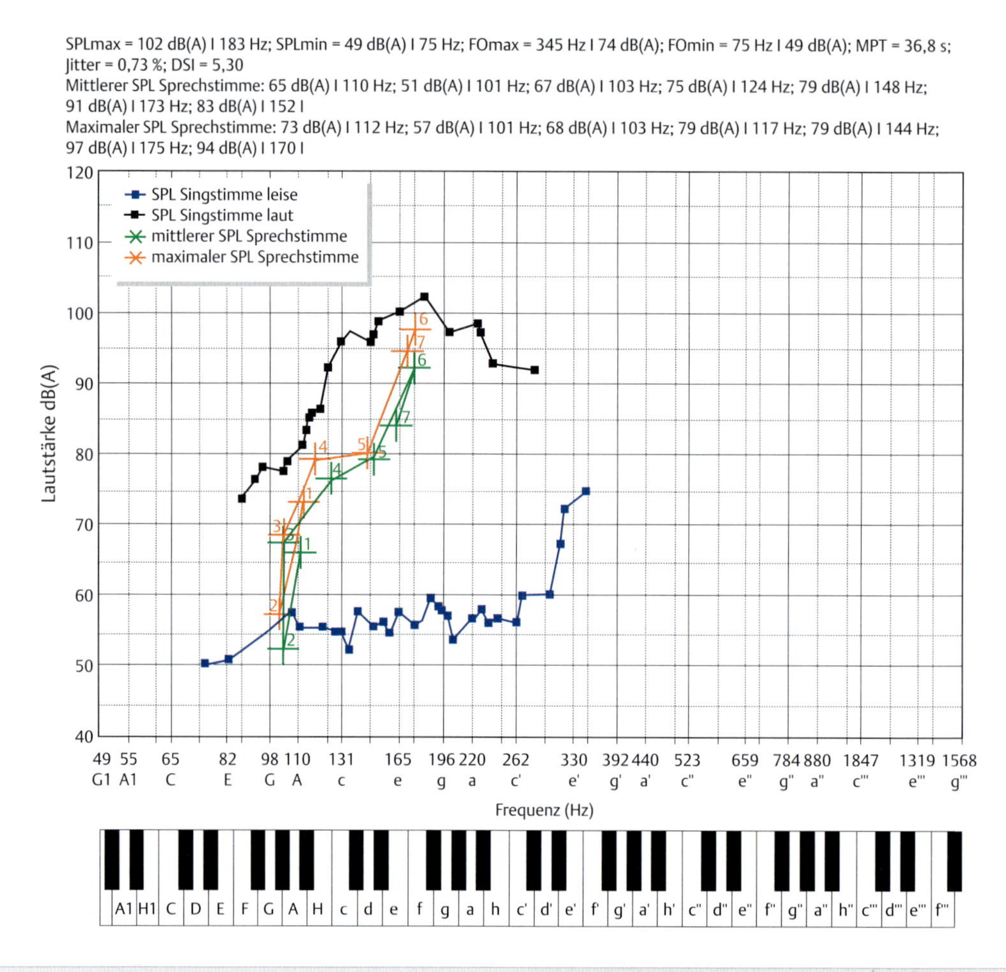

Abb. 9.5 Stimmumfangsprofil eines männlichen Patienten mit einseitiger Stimmlippenlähmung nach Behandlung. Das Sprechstimmprofil ist nach der Therapie unauffällig. In der Singstimme fällt noch eine reduzierte maximale Tonhöhe ($F0_{max}$) auf. Auch die Kopfstimmfunktion ist weiterhin eingeschränkt, d. h. es kann nur begrenzt Tonus aufgebaut werden.

▸ **Sonagramm.** Das Sprechstimmprofil ist nach der Therapie unauffällig (▸ Abb. 9.6). In der Singstimme fällt noch eine reduzierte maximale Tonhöhe ($F0_{max}$) auf. Auch die Kopfstimmfunktion ist weiterhin eingeschränkt, d. h. es kann nach wie vor nur begrenzt Tonus aufgebaut werden.

Die Untersuchungsergebnisse sind in ▸ Tab. 9.2 zusammengefasst.

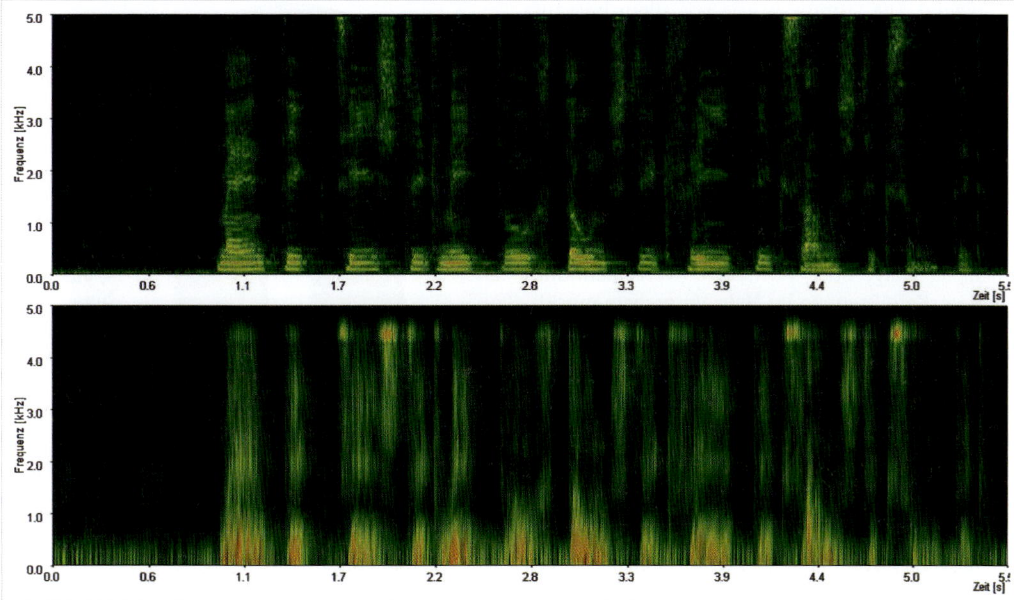

Abb. 9.6 Sonagramm eines männlichen Patienten mit einseitiger Stimmlippenlähmung nach Behandlung. Im Spektrum zeigen sich nun mehr Obertöne ab 1500 Hz, auch der Grundton und die ersten Obertöne sind regelmäßiger und stärker als vor der Behandlung. Dies spricht für eine tragfähigere Stimme. Alternierend traten jedoch auch raue Stimmeinsätze auf, die im Sonagramm als durchgehende vertikale Linie erscheinen.

Tab. 9.2 Zusammenfassung der Ergebnisse der Stimmuntersuchung bei dem männlichen Patienten mit Stimmlippenparese rechts nach Behandlung.

Untersuchungsbereich	Ergebnis	Beurteilung
Selbsteinschätzung	VHI 6 Punkte	geringgradige Problematik
perzeptive Untersuchung	R0B0H0 G0R0B0A0S 0	insgesamt unauffällig, alternierend raue Stimmeinsätze
instrumentelle akustische Messungen	Stimmumfangsprofil Sprechen/Singen	altersentsprechend unauffällig
	Jitter 0,73 %	unauffällig
	DSI 5,3	unauffällig
	Spektrogramm	leicht auffällig
aerodynamische Messungen	Tonhaltedauer 36,8 Sek.	überdurchschnittlich
	Vitalkapazität 4 650 ml	unauffällig

9.3 Beispiel B: Funktionelle Stimmstörung

9.3.1 Anamnese

54-jährige Patientin, Grundschullehrerin (Sprechberuf). Die Patientin wird vom niedergelassenen HNO-Kollegen zur weiterführenden phoniatrischen und logopädischen Beurteilung bei „unklaren Stimmproblemen“ überwiesen. Die Patientin arbeite seit mehr als 25 Jahren als Lehrerin. Seit 12 Jahren circa 3 Schullektionen pro Tag. Die Klassen seien für sie „zunehmend sehr anstrengend“ und eine „stimmliche Herausforderung“.

Sie klagt über zunehmende Stimmprobleme, die nun seit circa 2 Jahren bestehen. Sie bringe ihre Beschwerden mit einer starken Grippe vor 2 Jahren in Zusammenhang. Damals sei vom Hausarzt ein „viraler Infekt der oberen Luftwege“ diagnostiziert worden. Seit dieser Zeit sei das Sprechen anstrengend. Die Stimme werde vor allem im Laufe des Tages schlechter, wenn sie im Unterricht viel sprechen müsse. Früher habe sie nie Stimmprobleme gehabt. Nach dem Unterricht fühle sie sich stimmlich „sehr erschöpft". Die Stimme sei dann auch für andere hörbar heiser. Sie habe nicht nur nach längerem Sprechen ein Fremdkörpergefühl im Halsbereich („Frosch im Hals"). Es bestehe weiterhin ein ausgeprägtes Trockenheitsgefühl im Rachen. Sie klagt über vermehrte „Verschleimung" im Hals. Kein Brennen im Hals. Vermehrte muskuläre Verspannungen im Halsbereich. Einmal im Monat gönne sie sich eine Massage. Kein Bruxismus. Subjektiv das Gefühl, als habe sie „Sodbrennen"; sie nehme nun seit 2 Wochen Medikamente (Protonenpumpeninhibitoren) dagegen ein, die ihr der HNO-Arzt verordnet habe. Seither leichte Besserung der Refluxprobleme.

Sie fühle sich beruflich zunehmend überfordert. Sie habe in 2 Wochen ein Gespräch mit der Schuldirektorin vereinbart, um die für sie „belastende Schulsituation" zu besprechen.

Sie singe sehr gerne in der Freizeit, sie sei früher im Chor (Sopran) aktiv gewesen. Das Singen sei für sie zu anstrengend geworden. Im Unterricht vermeide sie es gemeinsam mit den Kindern zu singen. Sie habe Angst, dass die Stimme „plötzlich versage".

Die Patientin werde seit 3 Jahren bei einem Bluthochdruck medikamentös behandelt. Aktuell werde sie zudem von einem Neurologen bei unklaren Migränebeschwerden (seit ca. 8 Monaten) betreut. Keine weiteren ernsthaften Erkrankungen. Im Frühjahr Pollenallergie, die symptomatisch mit „Allergie-Tabletten" behandelt werden. Keine Lungenprobleme. Mit 12 Jahren Gaumenmandelentfernung. In den vergangenen Jahren mindestens einmal im Winter eine Nasennebenhöhlenentzündung. Keine weiteren Halseingriffe. Flüssigkeitsmenge ca. 2 Liter pro Tag: viel Grüntee, Sirup. Kein Nikotin. 1 Glas Wein/Tag.

9.3.2 Diagnostik

► **Lupenlaryngoskopie.** Larynx morphologisch regelrecht konfiguriert. Stimmlippen zeigen beidseits keine strukturellen Auffälligkeiten, reizlose Schleimhautverhältnisse. Unauffällige symmetrische grobe Beweglichkeit der Stimmlippen beim Wechsel von Phonation zu Respiration und umgekehrt.

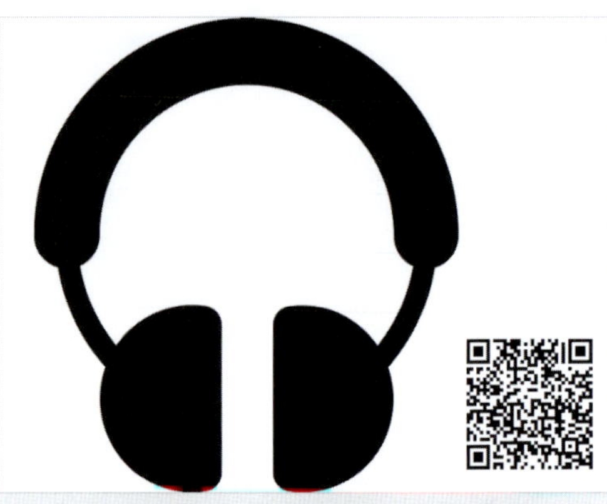

Audio 9.3 Funktionelle Stimmstörung vor Behandlung.

► **Stroboskopie.** Randkantenverschiebungen beidseits erhalten, mittelweite Amplituden. Breitbasiger Glottisschluss im mittleren Drittel mit kleinem anterioren und posterioren Restspalt. Vermehrte supraglottische Engstellung bei Phonation (► Audio 9.3).

► **Stimmumfangsprofil.** Im Singstimmprofil ist SPL_{max} eingeschränkt (► Abb. 9.7). Zusätzlich ist die leise Stimmgebung (blaue Linie) stark inhomogen und zeigt deutliche Änderungen von einer Tonhöhe zur nächsten. Die Rufstimme ist knapp ausreichend und $F0_{max}$ ist im Vergleich zur MSSL zu tief. Dies spricht u. a. für eine eingeschränkte Koordination der Feinspannung.

► **Spektrogramm.** Es zeigen sich regelmäßige, aber ab 2000 Hz gedämpfte Obertöne (► Abb. 9.8).

Die Untersuchungsergebnisse sind in ► Tab. 9.3 zusammengefasst.

9.3.3 Diagnose

Funktionelle Dysphonie mit inkomplettem Glottisschluss (v. a. hinteres Drittel). Differenzialdiagnose: psychische Komponente (Belastungssituation).

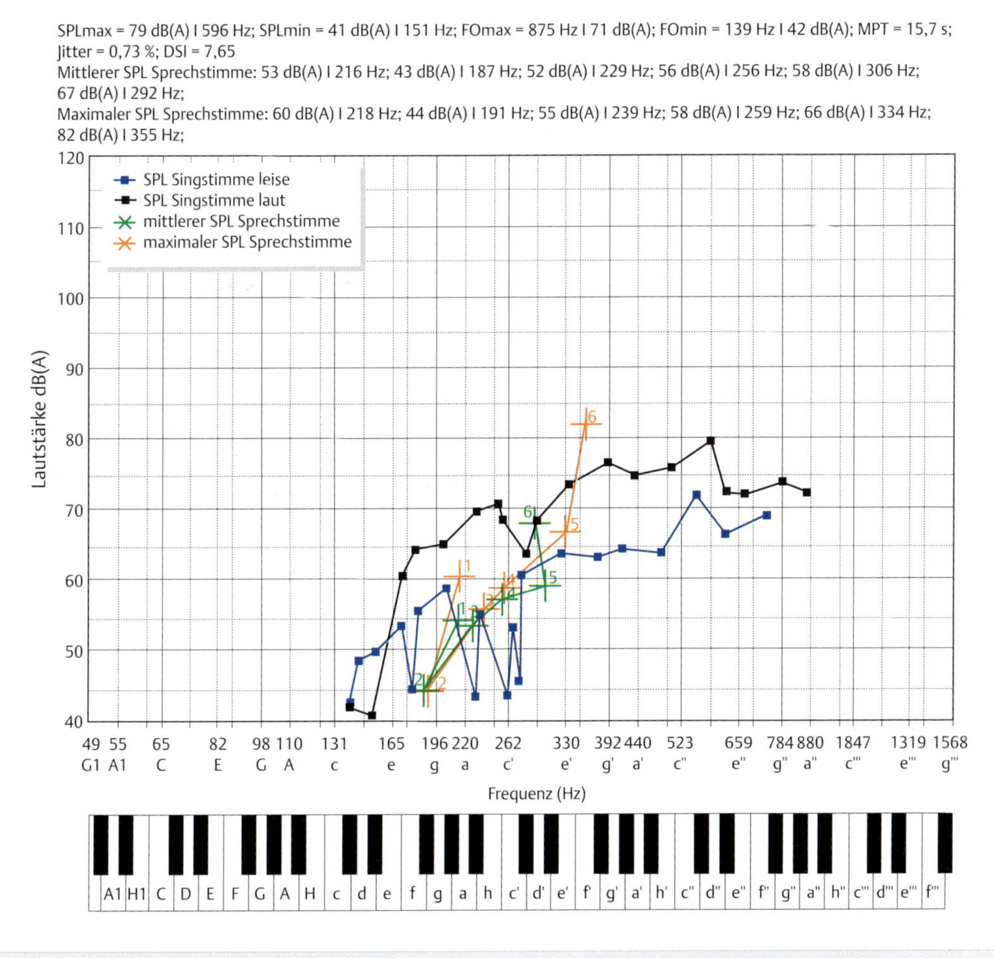

Abb. 9.7 Stimmumfangsprofil einer Patientin mit funktioneller Stimmstörung vor Behandlung. Im Singstimmprofil ist SPL_{max} eingeschränkt. Zusätzlich ist die leise Stimmgebung (blaue Linie) stark inhomogen und zeigt deutliche Änderungen von einer Tonhöhe zur nächsten. Die Rufstimme ist knapp ausreichend und $F0_{max}$ ist im Vergleich zur MSSL zu tief. Dies spricht u. a. für eine eingeschränkte Koordination der Feinspannung.

Tab. 9.3 Zusammenfassung der Ergebnisse der Stimmuntersuchung bei einer Patientin mit funktioneller Stimmstörung vor Behandlung.

Untersuchungsbereich	Ergebnis	Beurteilung
Selbsteinschätzung	VHI 19 Punkte	hochgradig eingeschränkt
perzeptive Untersuchung	R1 B0 H1 G1 R1 B0 A1 S1	geringgradig auffällig
instrumentelle akustische Messungen	Stimmumfangsprofil Sprechen/Singen	mittelgradig auffällig
	Jitter 0,73 %	unauffällig
	DSI 7,65	normal
	Spektrogramm	leicht auffällig
aerodynamische Messungen	Tonhaltedauer 23 Sek.	im Rahmen der Norm
	Vitalkapazität 3 600 ml	unauffällig

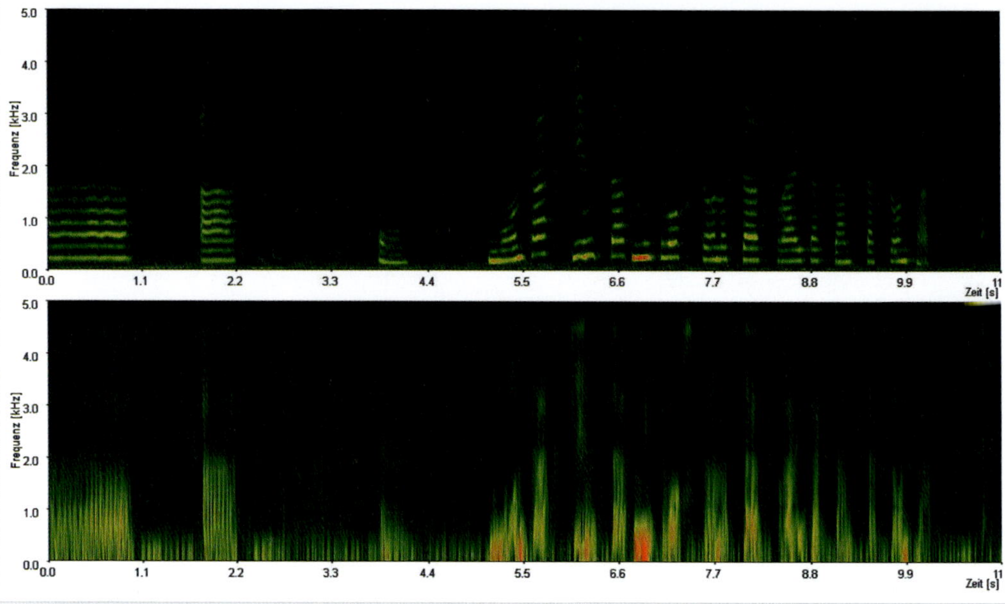

Abb. 9.8 Spektrogramm einer Patientin mit funktioneller Stimmstörung vor Behandlung: regelmäßige, aber ab 2000 Hz gedämpfte Obertöne.

9.3.4 Behandlung

Logopädische Therapie

Zunächst werden 6 Stunden Stimmübungstherapie in der Logopädie empfohlen. Hiervon wurden 5 Stunden durchgeführt.

Schwerpunkte in der logopädischen Behandlung waren:

- gezielte Lockerung der Hals- und Nackenmuskulatur in Ruhe und während der Phonation beim Sprechen und Singen (u. a. manuelle Stimmtherapie)
- Ökonomisierung des Stimmeinsatzes und der Phonation v. a. beim Sprechen (funktionales Stimmtraining)
- Atemvertiefung in Ruhe und bei der Phonation beim Sprechen und Singen (u. a. atemrhythmisch angepasste Phonation)
- auditiv-perzeptive Selbstkontrolle des Stimmklangs

Diese Schwerpunkte wurden aufbauend auf Vokal-, Silben-, Wort- und Satzebene sowie in der Spontansprache geübt und gefestigt. Darüber hinaus wurden diese Aspekte in der Singstimme mit Vokalisen (Stimmübungen) und Liedern eingeübt. Zum Abschluss der Therapie wurde eine individuelle Übungsauswahl für das selbstständige Üben zusammengestellt.

9.3.5 Therapieabschluss

Die Patientin ist nach 6 logopädischen Therapieeinheiten mit ihrer Stimme zufrieden. Die Stimme ist im Alltag wieder belastbar. Keine weitere Therapie mehr.

Die begonnenen stimmübungstherapeutischen Maßnahmen sollen im Rahmen von selbständigen häuslichen Übungen weitergeführt werden. Eine weitere Kontrolluntersuchung ist in 1 Jahr vorgesehen.

9.3.6 Ergebnisse der Abschlussuntersuchung

► **Stimmumfangsprofil.** Nach der Behandlung zeigt sich ein normales Sprech- und Singstimmprofil (► Abb. 9.9, ► Audio 9.4). Die maximale Laustärke beim Singen und Sprechen ist deutlich verbessert. Auch die leise Phonation (blaue Linie) wirkt homogener.

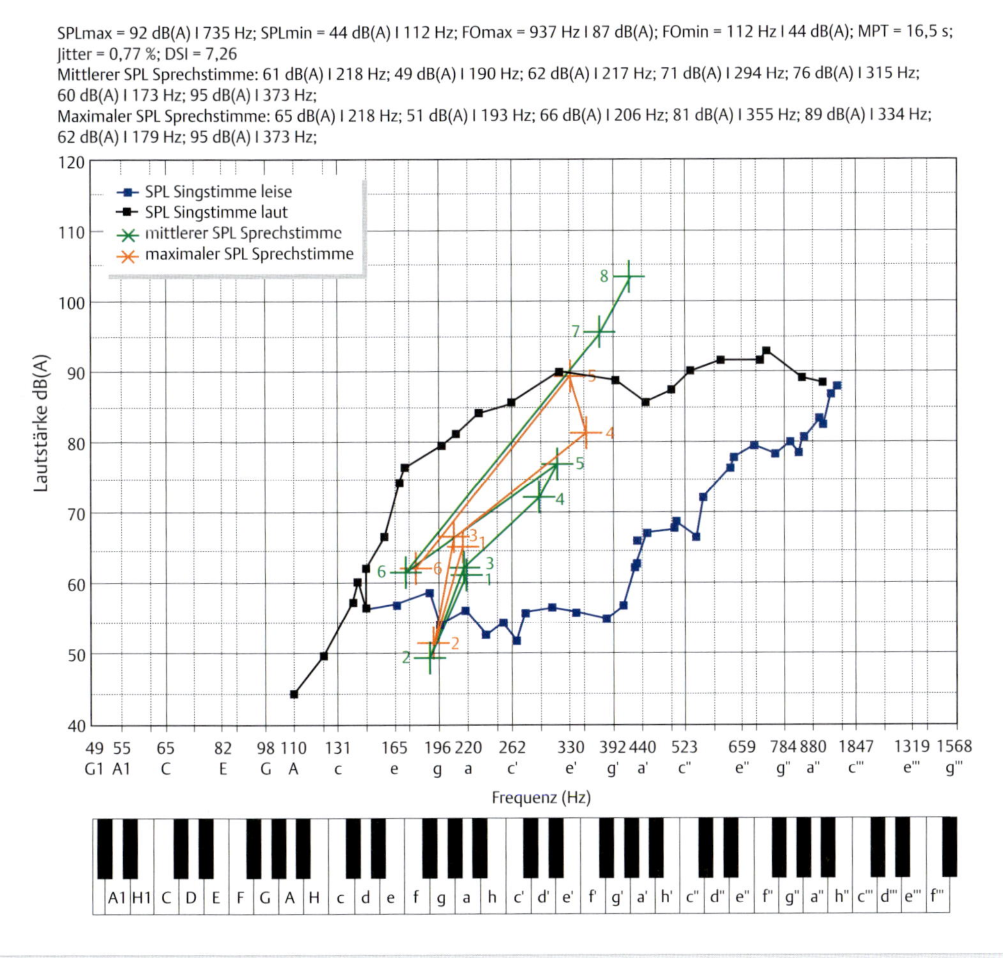

Abb. 9.9 Stimmumfangsprofil einer Patientin mit funktioneller Stimmstörung nach Behandlung. Es zeigt sich ein normales Sprech- und Singstimmprofil. Die maximale Lautstärke beim Singen und Sprechen ist deutlich verbessert. Auch die leise Phonation (blaue Linie) wirkt homogener.

Tab. 9.4 Zusammenfassung der Ergebnisse der Stimmuntersuchung der Patientin mit funktioneller Stimmstörung nach Behandlung.

Untersuchungsbereich	Ergebnis	Beurteilung
Selbsteinschätzung	VHI 5 Punkte	unauffällig
perzeptive Untersuchung	R1B0H0 G0R1B0A0S 1	unauffällig, alternierend harte Stimmeinsätze
instrumentelle akustische Messungen	Stimmumfangsprofil Sprechen/Singen	unauffällig
	Jitter 0,77 %	unauffällig
	DSI 7,26	unauffällig
	Spektrogramm	unauffällig
aerodynamische Messungen	Tonhaltedauer 16,5 Sek.	im Rahmen der Norm
	Vitalkapazität 3 500 ml	im Rahmen der Norm

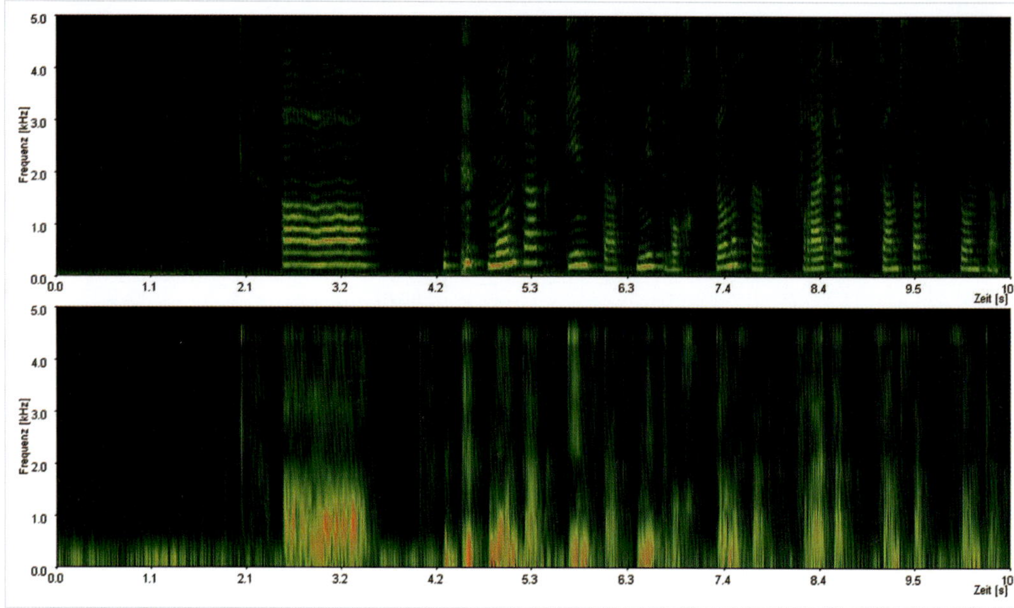

Abb. 9.10 Spektrogramm einer Patientin mit funktioneller Stimmstörung nach Behandlung. Das Obertonspektrum ist v. a. beim spontanen Sprechen ab 2000 Hz stärker ausgeprägt als vor der Therapie. Die Obertöne sind regelmäßig verteilt.

► **Spektrogramm.** Das Obertonspektrum ist v. a. beim spontanen Sprechen ab 2000 Hz stärker ausgeprägt als vor der Therapie. Die Obertöne sind regelmäßig verteilt (► Abb. 9.10).

Die Untersuchungsergebnisse sind in ► Tab. 9.4 zusammengefasst.

Audio 9.4 Status nach Behandlung der funktionellen Stimmstörung.

9.4 Beispiel C: Stimmlippenpolyp

9.4.1 Anamnese

57-jährige Hausfrau. Die Patientin stellt sich wegen unklarer Heiserkeit in der Abteilung Phoniatrie und Logopädie vor. Bisher sei keine weiterführende Abklärung der Heiserkeit erfolgt.

Die Patientin klagt über ihre heisere Stimme, die circa 4 Wochen nach einer abgeklungenen Erkältung mit starkem Husten aufgetreten sei. Die Heiserkeit habe unmittelbar eingesetzt. Die Stimmbeschwerden seien seit dieser Zeit unverändert und während des ganzen Tages anhaltend. Keine Stimmverschlechterung im Laufe des Tages. Sie wache jeden Morgen mit einer heiseren Stimme auf. Es bestehe eine leicht vermehrte Stimmanstrengung beim Sprechen. Sie verspüre ferner ein diskretes Fremdkörpergefühl im Hals. Leichter Räusperzwang. Kein Brennen oder Stechen im Hals. Keine Verspannungen im Kopf-Hals-Bereich.

Die Heiserkeit störe sie erheblich, da sie nicht mehr im Kirchenchor singen könne. Ihre Stimme sei bisher immer „belastbar" gewesen.

Die Patientin sagt, sie sei gesund. Sie sei in den letzten 12 Jahren nicht beim Arzt gewesen. Sie nehme nur pflanzliche Medikamente ein, wenn sie eine Erkältung habe. Es sind keine Allergien bekannt. Keine Operationen im Kopf-Hals-Bereich. Keine vermehrten Infekte der oberen und unteren Atemwege. Keine subjektiven Beschwerden im Sinne eines gastroösophagealen Refluxes. Sie trinke circa 1,5 l Flüssigkeit am Tag (stilles Wasser, Rooibusch-Tee). Kein Nikotin.

9.4.2 Diagnostik

► **Lupenlaryngoskopie.** Larynx morphologisch regelrecht konfiguriert. Reizlose Schleimhautverhältnisse. Keine Sekretauflagerungen auf den Stimmlippen. Im Bereich beider Stimmlippen zeigen sich kleine Gefäßvarizen. Auf der linken Stimmlippe imponiert im mittleren Stimmlippendrittel eine polypöse breitbasige Raumforderung. Unauffällige symmetrische grobe Beweglichkeit beider Stimmlippen beim Wechsel von Phonation zu Respiration und umgekehrt.

► **Stroboskopie.** Bei ausgeprägter Heiserkeit lassen sich stroboskopisch keine Randkantenverschie-

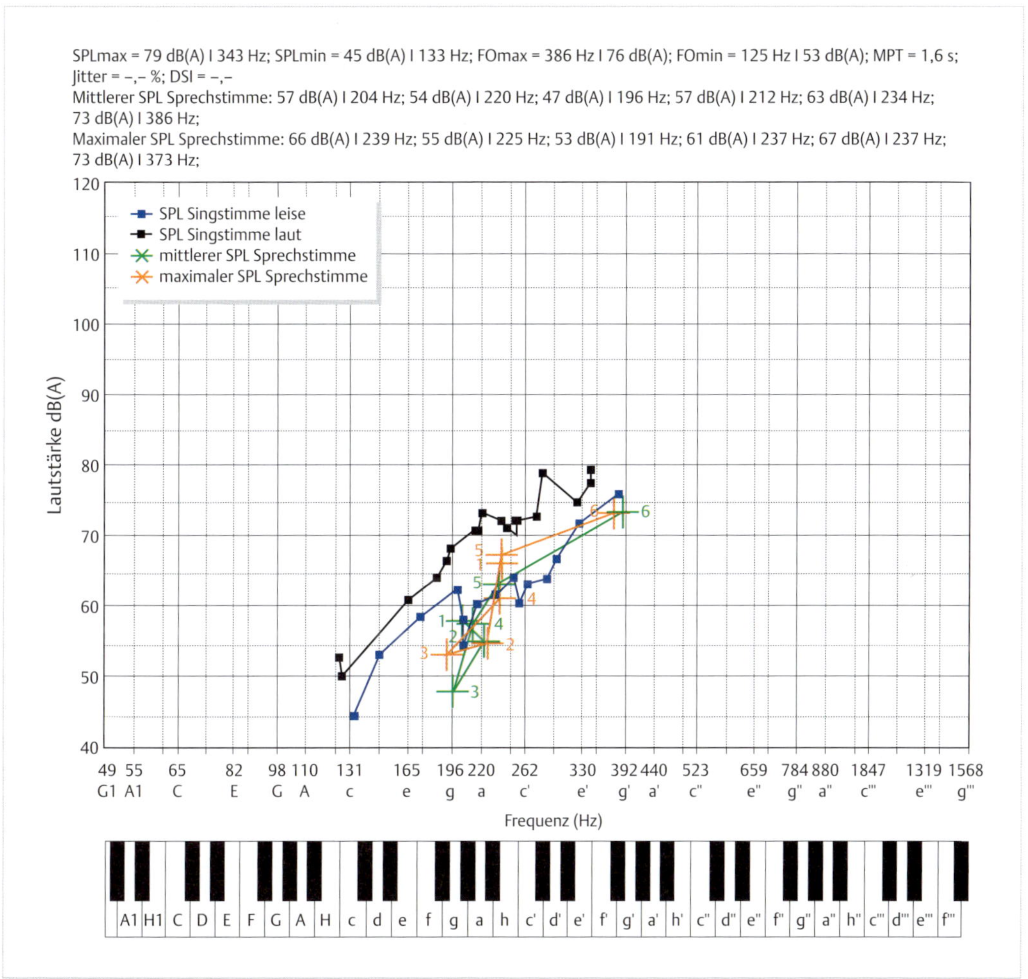

Abb. 9.11 Stimmumfangsprofil einer Patientin mit Stimmlippenpolyp vor Behandlung. In der Sing- und Sprechstimme ist SPL_{max} reduziert. Der Tonumfang sowie $F0_{max}$ sind ebenfalls verkleinert.

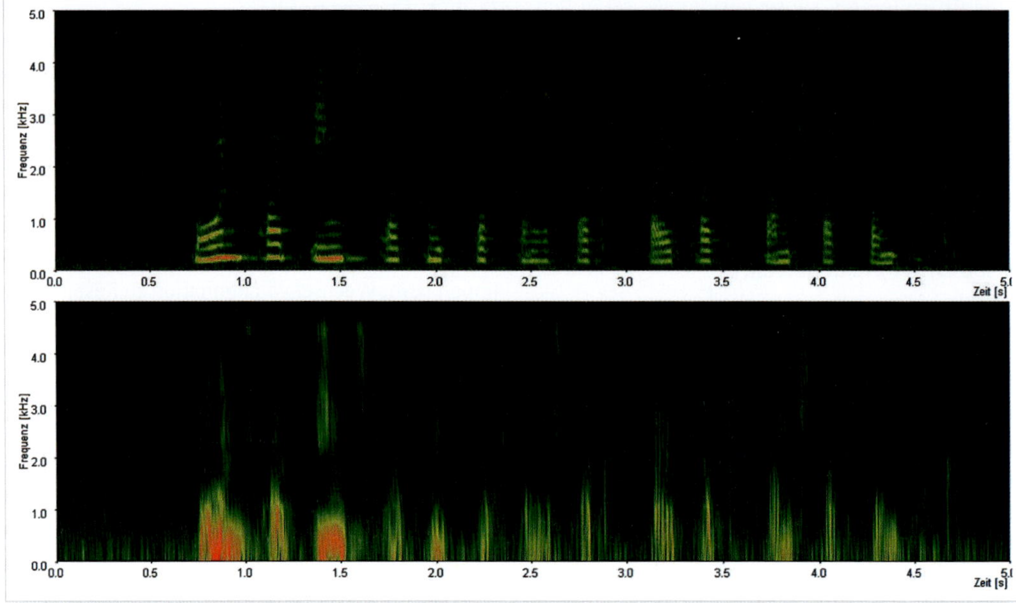

Abb. 9.12 Spektrogramm einer Patientin mit Stimmlippenpolyp vor Behandlung. Das Obertonspektrum ist beim Sprechen der Wochentage teilweise erheblich gedämpft. Die Obertöne treten jedoch regelmäßig auf.

bungen und Amplituden nachweisen. Ein vollständiger Stimmlippenschluss ist durch die strukturelle Veränderung nicht möglich. Leichte supraglottische Engstellung bei Phonation (▶ Audio 4.11a).

▶ **Stimmumfangsprofil.** In der Sing- und Sprechstimme ist SPL_{max} reduziert. Der Tonumfang sowie $F0_{max}$ sind ebenfalls verkleinert (▶ Abb. 9.11).

▶ **Spektrogramm.** Das Obertonspektrum ist beim Sprechen der Wochentage teilweise gedämpft. Die Obertöne treten jedoch regelmäßig auf (▶ Abb. 9.12).

Die Untersuchungsergebnisse sind in ▶ Tab. 9.5 zusammengefasst.

9.4.3 Diagnose

Organische Dysphonie bei Stimmlippenpolyp links.

9.4.4 Behandlung

Phonochirurgische Abtragung des Stimmlippenpolypen links auf Wunsch der Patientin in indirekter Laryngoskopie in Oberflächenanästhesie. Problemlose Abtragung der polypösen Raumforderung. Postoperativ 4 Tage absolute Stimmruhe, im Anschluss für 3 Tage Stimmschonung.

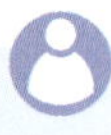

Logopädische Therapie

Nach insgesamt 14 Tagen wurde eine Stimmübungstherapie durch eine Logopädin am Wohnort aufgenommen. Diese umfasste insgesamt 10 logopädische Therapieeinheiten.

Schwerpunkte in der logopädischen Behandlung waren:

- Basisübungen zu Atmung, Tonus, Haltung
- Schulung der taktilen und auditiven Wahrnehmung
- Stimmspezifische Übungen: sanfte Vibrationsübungen und Luftflussübungen mit stimmhaften Frikativen
- Aufbau Stimmumfang über Lippenflattern und Vokalphonation
- Entspannungsübungen
- Übungen zu Stimmsitz und Stimmeinsatz

Die Therapie basierte auf den Grundlagen der funktionalen Stimmtherapie und bezog sowohl die Sprech- als auch die Singstimme ein. Die Schulung der taktilen und auditiven Wahrnehmung ermöglichte der Patientin, Sicherheit im Umgang mit ihrer Stimme wiederzuerlangen.

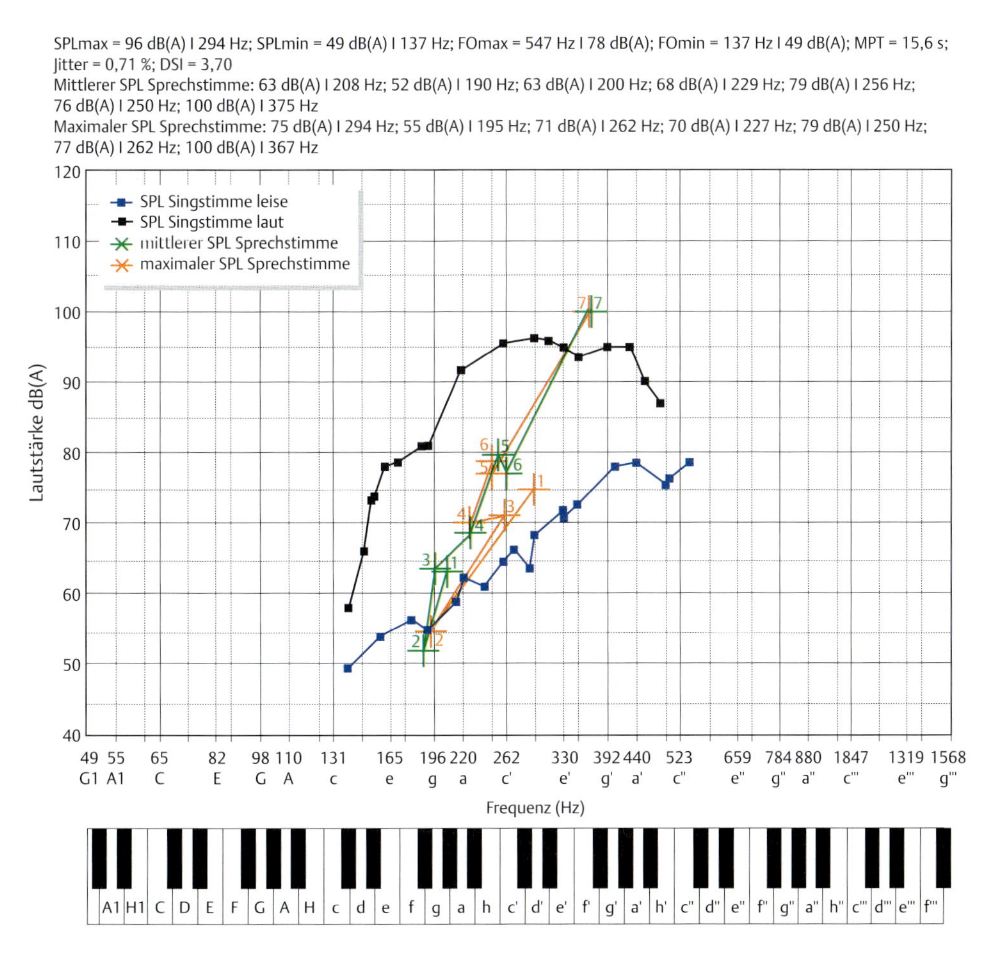

Abb. 9.13 Stimmumfangsprofil einer Patientin mit Stimmlippenpolyp nach Behandlung. Im Vergleich zur Erstuntersuchung sind der gesamte Tonumfang sowie die maximale Lautstärke bei Sprechen und Singen gestiegen. Insgesamt liegen nun alle Werte im Rahmen der Norm.

Tab. 9.5 Zusammenfassung der Ergebnisse der Stimmuntersuchung einer Patientin mit Stimmlippenpolyp vor Behandlung.

Untersuchungsbereich	Ergebnis	Beurteilung
Selbsteinschätzung	VHI 22 Punkte	hochgradig
perzeptive Untersuchung	R2 B1 H2 G2 R2 B1 A1 S1	mittelgradig
instrumentelle akustische Messungen	Stimmumfangsprofil Sprechen/Singen	hochgradig auffällig
	Jitter X %	aufgrund rauer Stimme nicht zuverlässig messbar
	DSI X	
	Spektrogramm	mittelgradig auffällig
aerodynamische Messungen	Tonhaltedauer 11 Sek.	verkürzt
	Vitalkapazität 3 250 ml	unauffällig

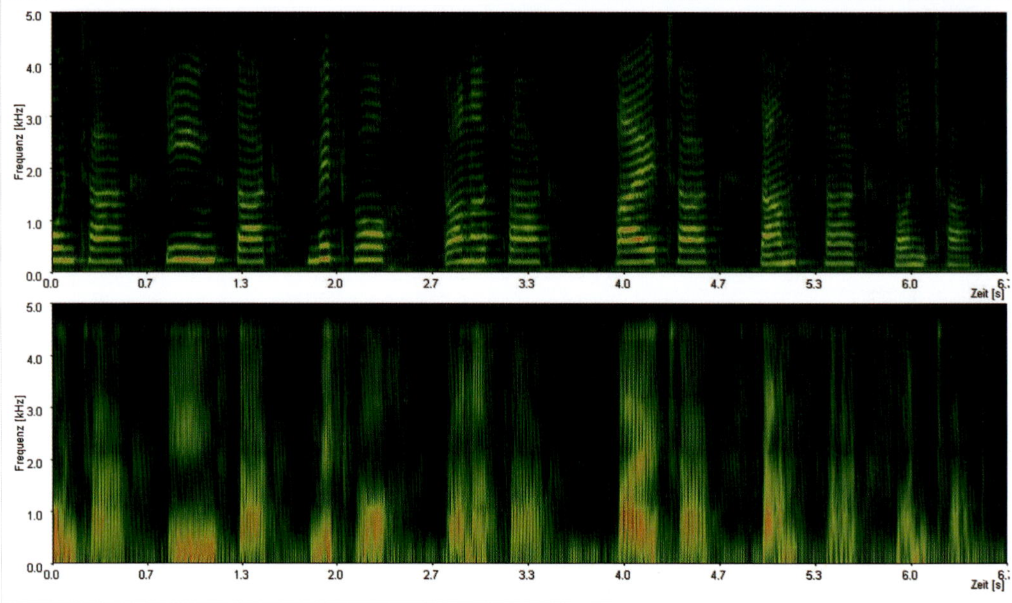

Abb. 9.14 Spektrogramm einer Patientin mit Stimmlippenpolyp nach Behandlung. Es zeigen sich deutlich mehr und wesentlich stärkere Obertöne als vor der Behandlung. Dies spricht für eine wesentlich klarere und tragfähigere Stimme.

9.4.5 Therapieabschluss

Kontrolluntersuchung nach 2 Monaten. Die Patientin ist mit ihrer Stimme sehr zufrieden, diese ist wie früher belastbar. Die Patientin singt wieder im Chor.

Die begonnenen stimmübungstherapeutischen Maßnahmen sollen im Rahmen von selbständigen häuslichen Übungen weitergeführt werden. Eine weitere Kontrolluntersuchung ist in 6 Monaten vorgesehen.

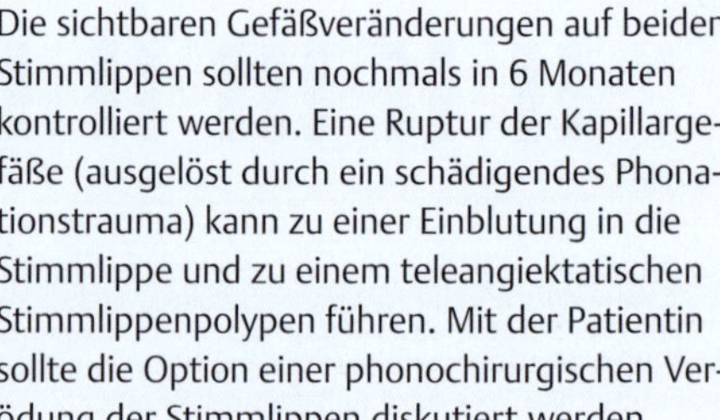

Zu beachten

Die sichtbaren Gefäßveränderungen auf beiden Stimmlippen sollten nochmals in 6 Monaten kontrolliert werden. Eine Ruptur der Kapillargefäße (ausgelöst durch ein schädigendes Phonationstrauma) kann zu einer Einblutung in die Stimmlippe und zu einem teleangiektatischen Stimmlippenpolypen führen. Mit der Patientin sollte die Option einer phonochirurgischen Verödung der Stimmlippen diskutiert werden.

9.4.6 Ergebnisse der Abschlussuntersuchung

► **Laryngoskopie.** Kehlkopf morphologisch unauffällig konfiguriert. Weiterhin kleine, varizenartige Auflagerungen auf beiden Stimmlippen. Im Bereich des Resektionsareals des vormaligen histologisch gesicherten Stimmlippenpolypen reizlose Schleimhaut (► Abb. 9.15).

► **Stroboskopie.** Regelrechte Randkantenverschiebung im Bereich beider Stimmlippen nachweisbar. Annähernd kompletter Glottisschluss, tendenziell breitbasiger, sanduhrförmiger Glottisschluss bei Phonation.

► **Stimmumfangsprofil.** Im Vergleich zur Erstuntersuchung sind der gesamte Tonumfang sowie die maximale Lautstärke bei Sprechen und Singen gestiegen (► Abb. 9.13, ► Audio 4.11b). Insgesamt liegen nun alle Werte im Rahmen der Norm.

► **Spektrogramm.** Nach der Behandlung zeigen sich deutlich mehr Obertöne.

Die Untersuchungsergebnisse sind in ► Tab. 9.6 zusammengefasst.

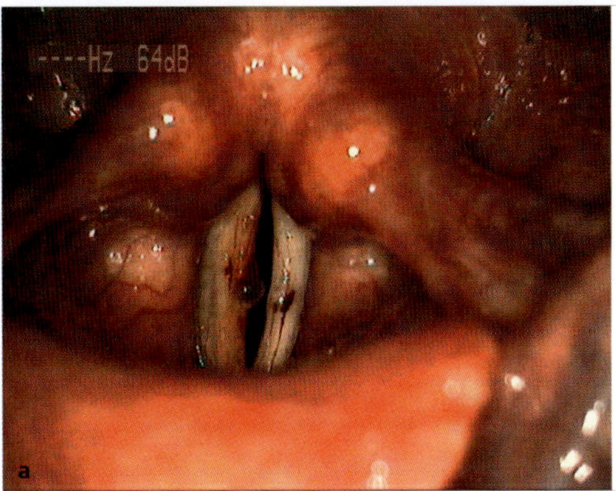

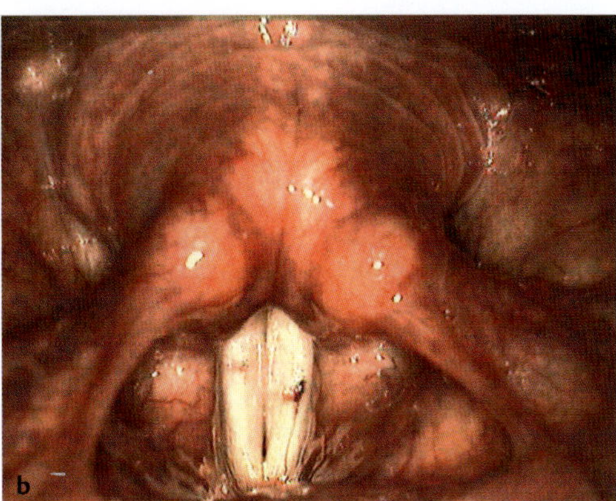

Abb. 9.15 Laryngoskopischer Befund einer Patientin mit Stimmlippenpolyp vor und nach der operativen Entfernung (Beispiel C).

a präoperativer Befund: Im mittleren Drittel der rechten Stimmlippe zeigt sich ein angiomatöser Stimmlippenpolyp. Auf der linken Seite imponiert korrespondierend eine Epithelverdickung mit lateral gelegener variköser Veränderung der Stimmlippe.

b postoperativer Befund. Im Bereich des Resektionsareals rechts reizlose Epithelverhältnisse. Links ist lediglich nur noch eine diskrete Gefäßzeichnung sichtbar.

Tab. 9.6 Zusammenfassung der Ergebnisse der Stimmuntersuchung der Patientin mit Stimmlippenpolyp nach Behandlung.

Untersuchungsbereich	Ergebnis	Beurteilung
Selbsteinschätzung	VHI 4 Punkte	unauffällig
perzeptive Untersuchung	R0 B0 H0 G0 R0 B0 A0 S 0	unauffällig
instrumentelle akustische Messungen	Stimmumfangsprofil Sprechen/Singen	unauffällig
	Jitter 0,71 %	unauffällig
	DSI 3,7	unauffällig
	Spektrogramm	unauffällig
aerodynamische Messungen	Tonhaltedauer 16 Sek.	im Rahmen der Norm
	Vitalkapazität 3 400 ml	unauffällig

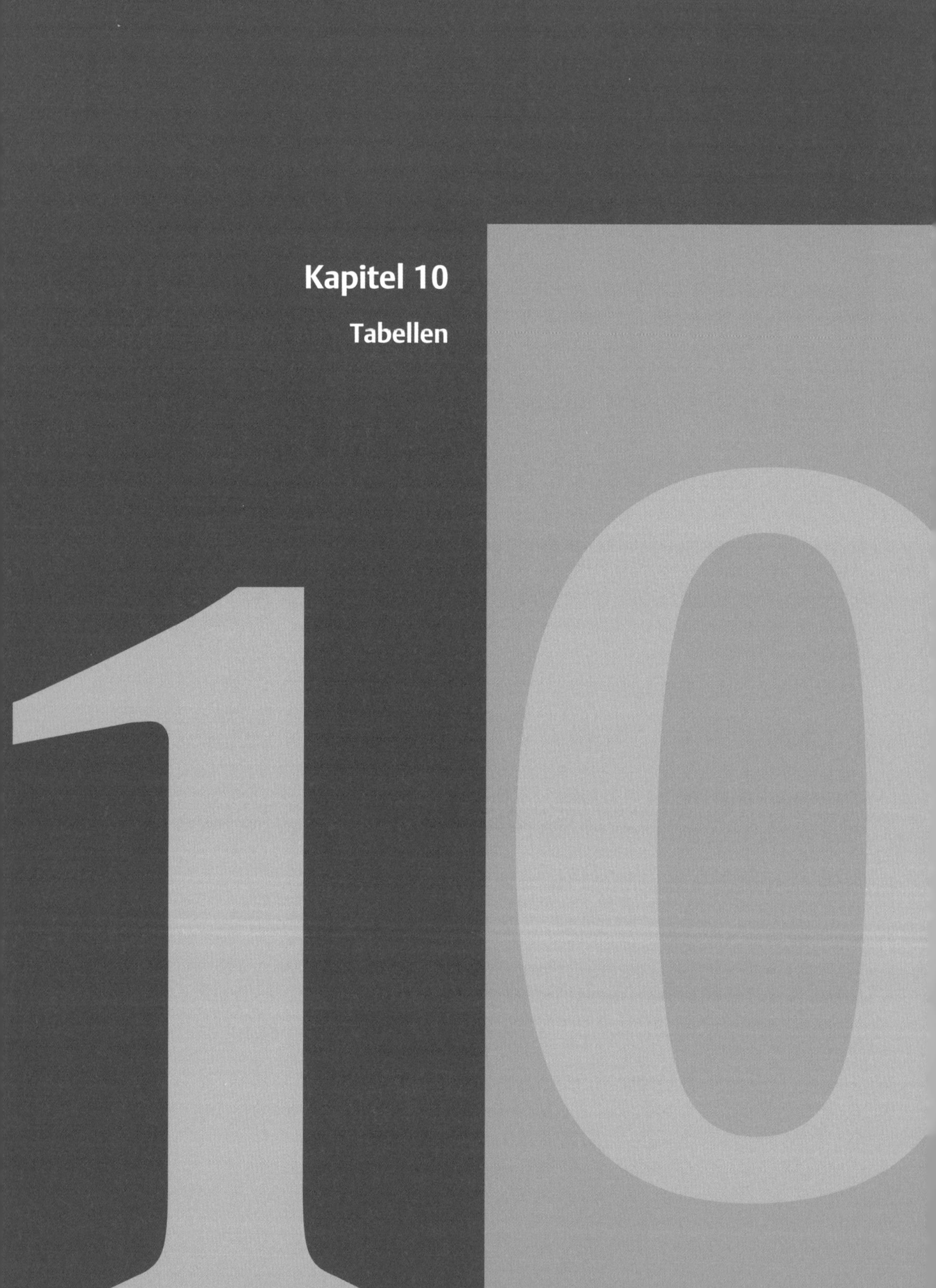

Kapitel 10

Tabellen

10 Tabellen

Tab. 10.1 Instrumentelle akustische Analysen – Kurzprotokoll.

Was	Wie	Anleitung Patient	Weiteres
Stimmumfangsprofile (SUM)			
SUM Spontansprache	stehend	„Bitte erzählen Sie in 5 Sätzen, wie Sie heute hier her gekommen sind."	Sprechstimmlage ab mittelgradig heiseren (≥ H2) und diplophonen Stimmen ggf. mit Klavier nachprüfen
SUM Sprechstimme Reihensprechen bis Rufen	stehend	„Bitte zählen Sie so leise wie möglich, aber mit Ton, von 20 bis 30." „Bitte zählen Sie normal laut von 20 bis 30." „Bitte zählen Sie von 20 bis 30, aber bitte so, als müssten Sie für mehrere Personen in diesem Zimmer sprechen." „Bitte zählen Sie von 20 bis 30, aber bitte so, dass man Sie im Nebenzimmer hören kann." „Bitte rufen Sie so laut, wie Sie können, ‚Hallo Anton!'" – 3 Wiederholungen	
SUM Singstimme	stehend, Tonleitern gebunden	„Bitte singen Sie eine Tonleiter mit der Silbe /la/, aus bequemer mittlerer Lage so leise wie möglich und so tief hinunter wie möglich." – 3 Wiederholungen „Bitte singen Sie eine Tonleiter mit der Silbe /la/, aus bequemer mittlerer Lage so leise wie möglich und so hoch hinauf wie möglich." – 3 Wiederholungen Wiederholung der Tonleitern mit „so lauter Stimme wie möglich"	doppelte Aufnahmen pro Frequenz löschen ab mittelgradig heiseren (≥ H2) und diplophonen Stimmen ggf. mit Klavier nachprüfen
Spektrogramm			
Vokal /a/ mindestens 2 Sekunden, anschließend Wochentage	sitzend	„Bitte sagen Sie 4 Sekunden lang den Buchstaben /a/ und direkt anschließend zählen Sie bitte die Wochentage auf."	–
Lesetext „Der Nordwind und die Sonne"	sitzend	„Bitte lesen Sie diesen Text laut vor."	–
Dysphonia Severity Index (DSI)			
Tonhaltedauer (THD)	sitzend	„Bitte holen Sie so tief, wie Sie können, Luft, und sagen Sie den Buchstaben /a/ so lange wie möglich."	3 Wiederholungen längste THD verwenden
Jitter	sitzend, Phonation > 70 dB (A) /a/	„Bitte sagen Sie den Buchstaben /a/ sehr laut für 4 Sekunden."	Ausschnitt 0,5–2,5 Sek. auswählen

Tab. 10.2 Auswahl einiger Medikamente bzw. Medikamentengruppen, die eine Stimmstörung verursachen können (modifiziert nach Schwartz et al., 2009).

Medikamente	Möglicher schädigender Einfluss
Warfarin, Antikoagulanzien und Thrombolytika, Phosphodiesterasehemmer	Einblutung in die Stimmlippe (Hämatom)
Bisphosphonate	chronische Laryngitis durch chemische Reizung der Schleimhäute
ACE-Hemmer	trockener Husten
Testosteron (Androgene)	Virilisierung der Stimme
Antipsychotika	laryngeale Dystonie
Inhalationssteroide	chronische Laryngitis

Kapitel 11

Vorlagen

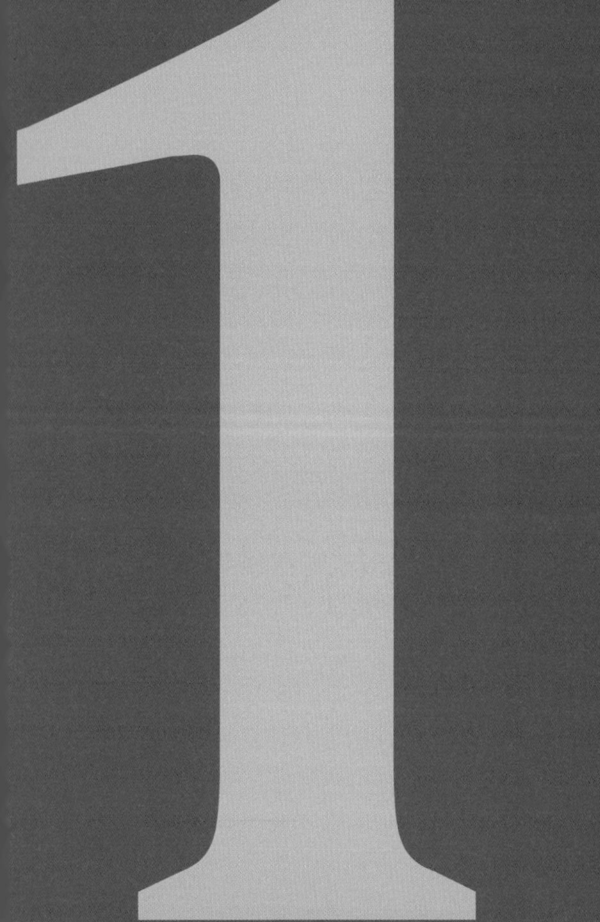

11 Vorlagen

11.1 Voice Handicap Index in verschiedenen Sprachen

Die Vorlagen für den Voice Handicap Index VHI 9i in deutscher (▶ Abb. 11.1), englischer (▶ Abb. 11.2), französischer (▶ Abb. 11.3) und italienischer Sprache (▶ Abb. 11.4) wurden nach Nawka et al. (2009) erstellt. Normwerte zur Auswertung befnden sich in ▶ Tab. 11.1.

Tab. 11.1 Schweregrad einer Stimmstörung mittels VHi-9i. Die angegebenen Werte wurden anhand der Normwerte des VHI-12 berechnet [Gonnermann u. Nawka, 2007].

Schweregrad Stimmstörung	Werte VHI 9i (gerundet)
0 = keine	0–5
1 = geringgradig	6–10
2 = mittelgradig	11–16
3 = hochgradig	17–36

Voice Handicap Index VHI 9i – Deutsch

Name: ______________________ Datum: ____________

Bitte bewerten Sie die folgenden Aussagen auf einer Skala von 0 (nie) bis 4 (immer).

0 = nie 1 = selten 2 = manchmal 3 = oft 4 = immer

F1) Man hört mich wegen meiner Stimme schlecht.

0 1 2 3 4

F3) Anderen fällt es schwer, mich in einem lauten Raum zu verstehen.

0 1 2 3 4

P4) Der Klang meiner Stimme ändert sich im Laufe des Tages.

0 1 2 3 4

F5) Meine Familie hört mich kaum, wenn ich zuhause nach ihnen rufe.

0 1 2 3 4

F16) Meine Stimmschwierigkeiten schränken mich in meinem Privatleben ein.

0 1 2 3 4

P17) Bevor ich spreche, weiß ich nicht wie klar meine Stimme klingen wird.

0 1 2 3 4

P21) Abends ist meine Srimme schlechter.

0 1 2 3 4

E24) Ich bin weniger kontaktfreudig wegen meines Stimmproblems.

0 1 2 3 4

E29) Wegen meiner Stimme fühlc ich mich unfähig.

0 1 2 3 4

Abb. 11.1 Voice Handicap Index VHI 9i in deutscher Sprache. (Nawka et al., Folia Phoniatr Logop 2009; 61: 37–48. Mit freundlicher Genehmigung)

Voice Handicap Index VHI 9i – Englisch

Name: ______________________________ Date: ______________

These are statements that many people have to describe their voices and the effects of their voices on their lives. Please check the response that indicates how frequently you have the same experience.

0 = never 1 = almost never 2 = sometimes 3 = almost always 4 = always

F1) My voice makes it difficult for people to hear me.

0 1 2 3 4

F3) People have difficulty understanding me in a noisy room.

0 1 2 3 4

P4) The sound of my voice varies throughout the day.

0 1 2 3 4

F5) My family has difficulty hearing me, when I call them throughout the house.

0 1 2 3 4

F16) My voice difficulties restrict my personal and social life.

0 1 2 3 4

P17) The clarity of my voice is unpredictable.

0 1 2 3 4

P21) My voice is worse in the evening.

0 1 2 3 4

E24) I am less outgoing because of my voice problem.

0 1 2 3 4

E29) My voice makes me feel incompetent.

0 1 2 3 4

Abb. 11.2 Voice Handicap Index VHI 9i in englischer Sprache. (Nawka et al., Folia Phoniatr Logop 2009; 61: 37–48. Mit freundlicher Genehmigung)

Die Vorlage für den Voice Handicap Index VHI 10 in türkischer Sprache (▶ Abb. 11.5) wurde nach Kiliç et.al (2008) erstellt. Die Normwerte hierfür sind ▶ Tab. 11.2 zu entnehmen.

Tab. 11.2 Normwerte für den VHI 10 in türkischer Sprache. Werte übernommen von Kiliç et.al (2008).

Diagnosen/Ursachen	Mittelwerte (± SD)
normal	1,9 ± 4,6
funktionell	19,7 ± 11,0
konstitutionell	16,3 ± 10,6
neurologisch	22,7 ± 11,7
Summe	15,4 ± 11,6

Voice Handicap Index VHI 9i – Französisch

Nom: ______________________ Date: ______________

Vous trouverez ci-dessous des phrases utilisées par la plupart gens pour décrire leur voix et ses conséquences sur leur vie. Cochez la réponse qui indique la fréquence à laquelle vous vivez cette expérience.

0 = jamais 1 = presque jamais 2 = parfois 3 = presque toujours 4 = toujours

F1) On m'entend difficilement à cause de ma voix.

0 1 2 3 4

F3) On me comprend difficilement dans un milieu bruyant.

0 1 2 3 4

P4) Le son de ma voix varie au cours de la journée.

0 1 2 3 4

F5) Les membres de ma familie ont du mal à m'entendre quand je les appelle dans la maison.

0 1 2 3 4

F16) Mes difficultés de voix limitent ma vie personelle et sociale.

0 1 2 3 4

P17) La clarté est imprévisible.

0 1 2 3 4

P21) La voix est plus mauvaise le soir.

0 1 2 3 4

E24) Je suis moins sociable à cause de mon problème de voix.

0 1 2 3 4

E29) A cause de ma voix je me sens incompétent(e).

0 1 2 3 4

Abb. 11.3 Voice Handicap Index VHI 9i in französischer Sprache. (Nawka et al., Folia Phoniatr Logop 2009; 61: 37–48. Mit freundlicher Genehmigung)

Voice Handicap Index VHI 9i – Italienisch

Nome: ______________________ Data: ______________

Queste sono affermazioni che molti hanno usato per descrivere le loro voci e gli effetti della loro voce nella loro vita. Indichi per ogni affermazione quanto sovente ha avuto la stessa esperienza.
0 = mai 1 = quasi mai 2 = qualche volta 3 = quasi sempre 4 = sempre

F1) La mia voce è udita con difficoltà dalla gente.

0 1 2 3 4

F3) La gente ha difficoltà a capirmi in una stanza rumorosa.

0 1 2 3 4

P4) Il suono della mia voce varia duranta la giornata.

0 1 2 3 4

F5) La mia famiglia ha difficoltà a udirmi quando li chiamo in casa.

0 1 2 3 4

F16) Le mie difficoltà di voce restringono la mia personale e sociale.

0 1 2 3 4

P17) La chiarezza della mia voce è imprevedibile.

0 1 2 3 4

P21) La mia voce è peggiore la sera.

0 1 2 3 4

E24) Esco di meno per i miei problemi di voce.

0 1 2 3 4

E29) La mia voce mi fa sentire un incapace.

0 1 2 3 4

Abb. 11.4 Voice Handicap Index VHI 9i in italienischer Sprache. (Nawka et al., Folia Phoniatr Logop 2009; 61: 37–48. Mit freundlicher Genehmigung)

Voice Handicap Index VHI 10 – Türkisch

Soyadı: ______________________ Tarih: ______________

Aşağıdaki ifadeler için uygun olanı işaretleyiniz:
(Cevaplar 0 = asla, 1 = nadiren, 2 = bazen, 3 = sıkıkla, 4 = her zaman)

1. Başkalarıyla konuşurken sesim nedeniyle kendimi gergin hissediyorum.
   0 1 2 3 4
2. Sesimdeki sorun yüzünden sosyal ortamlara girmekten kaçınırım.
   0 1 2 3 4
3. Ìnsanlar bana: „Sesin neden böyle?“ diye sorar.
   0 1 2 3 4
4. Sesimden dolayı arkadaşlarımla, komşularımla veya akrabalarımla çok az konuşurum.
   0 1 2 3 4
5. Yüz yüze konuşurken insanlar söylediklerimi tekrarlamamı ister.
   0 1 2 3 4
6. Ìnsanların sesimle ilgili çektiğim sıkıntıyı anlamadıklarını düşünüyorum.
   0 1 2 3 4
7. Sesimdeki problemler kişisel ve sosyal hayatımı kısıtlıyor.
   0 1 2 3 4
8. Düzgün çıkması için sesimi değiştirmeye cabalıyorum.
   0 1 2 3 4
9. Konşurken büyük çaba harcıyorum.
   0 1 2 3 4
10. Sesim kendimi yetersiz hissetmeme neden oluyor.
   0 1 2 3 4

(0 = normal, 1 = hafif bozuk, 2 = orta derecede bozuk, 3 = ileri derecede bozuk)
Bugün sesiniz nasıl? 0 1 2 3 4

Abb. 11.5 Voice Handicap Index VHI 10 in türkischer Sprache (nach Kiliç et.al, 2008) (S. 115). (Mit freundlicher Genehmigung von Mehmet Akif Kiliç und "Kulak Burun Bogaz Ihtis Derg" journal, Bayçinar Medical Publishing)

11.2 Singing Voice Handicap Index in deutscher Sprache

Für die Vorlage des Singing Voice Handicap Index SVHI (▶ Abb. 11.6) wurde die Version von Lorenz (2013) verwendet.

11.3 Lesetexte

11.3.1 Lesetext in Deutsch

▶ **Der Nordwind und die Sonne.** Einst stritten sich Nordwind und Sonne, wer von ihnen beiden wohl der Stärkere wäre, als ein Wanderer, der in einen warmen Mantel gehüllt war, des Weges kam.

Singing Voice Handicap Index SVHI – Deutsch

Name: ______________ Geburtsdatum: ______________ Datum: ______________

Diagnose ______________

Einkommen durch das Singen (bitte ankreuzen)	☐ Haupteinkommen	☐ Nebeneinkommen	☐ kein Einkommen
Gesangsstil (bitte ankreuzen, Mehrfachnennungen möglich)	☐ Klassisch	☐ Rock/Popmusik	☐ Sonstiges: ______________
Gesangsausbildung (bitte ankreuzen, Mehrfachnennungen möglich)	☐ Gesangsstudium	☐ Gesangsunterricht seit wie vielen Jahren: ________	☐ keine Ausbildung
Stimmgattung (bitte ankreuzen, Mehrfachnennungen möglich)	☐ Sopran ☐ Alt	☐ Tenor ☐ Bass	☐ Sonstiges: ______________

Dies sind Feststellungen, mit denen viele Leute ihr Singen und die Wirkung ihres Singens auf ihr Leben beschreiben.

Kreuzen Sie die Antwort an, die anzeigt, wie häufig Sie (in den letzten Monaten) dieselbe Erfahrung machen (gemacht haben):

Antworten: 0 = nie, 1 = selten, 2 = manchmal, 3 = oft, 4 = immer

1	Das Singen strengt an.	0	1	2	3	4
2	Meine Stimme überschlägt sich.	0	1	2	3	4
3	Ich bin frustriert durch meinen Gesang.	0	1	2	3	4
4	Wenn ich singe, werde ich gefragt, was mit meiner Stimme los sei.	0	1	2	3	4
5	Meine Gesangsleistung schwankt von Tag zu Tag.	0	1	2	3	4
6	Während des Singens versagt meine Stimme.	0	1	2	3	4
7	Meine Singstimme regt mich auf.	0	1	2	3	4
8	Meine Probleme beim Singen führen dazu, dass ich nicht mehr singen bzw. auftreten möchte.	0	1	2	3	4
9	Ich schäme mich für meinen Gesang.	0	1	2	3	4
10	Ich bin nicht in der Lage, meine hohen Töne zu singen.	0	1	2	3	4
11	Wegen meiner Gesangsprobleme werde ich vor dem Singen nervös.	0	1	2	3	4
12	Meine Sprechstimme ist nicht normal.	0	1	2	3	4
13	Beim Singen habe ich einen trockenen Hals.	0	1	2	3	4
14	In letzter Zeit musste ich bestimmte Stücke aus meinem Repertoire streichen.	0	1	2	3	4
15	Ich habe kein Vertrauen in meine Singstimme.	0	1	2	3	4
16	Meine Singstimme ist nicht normal.	0	1	2	3	4
17	Ich habe Mühe, meine Stimme zu kontrollieren.	0	1	2	3	4
18	Meine Stimme funktioniert nur mit viel Druck.	0	1	2	3	4

Abb. 11.6 Singing Voice Handicap Index SVHI-Deutsch. (Lorenz et al., Validierung des Singing Voice Handicap Index in der deutschen Fassung. HNO 2013; 61: 699–706. Mit freundlicher Genehmigung Springer Science + Business Media)

19	Ich habe Mühe, den Hauch in meiner Stimme zu kontrollieren.	0	1	2	3	4
20	Ich habe Mühe, die Rauigkeit in meiner Stimme zu kontrollieren.	0	1	2	3	4
21	Ich habe Mühe, laut zu singen.	0	1	2	3	4
22	Ich habe Schwierigkeiten, die Tonhöhe zu halten, wenn ich singe.	0	1	2	3	4
23	Ich mache mir Sorgen wegen meines Singens.	0	1	2	3	4
24	Mein Gesang klingt forciert.	0	1	2	3	4
25	Meine Sprechstimme ist nach dem Singen heiser.	0	1	2	3	4
26	Meine Stimmqualität schwankt.	0	1	2	3	4
27	Meine Singstimme ist für die Zuhörer schwer zu hören.	0	1	2	3	4
28	Meine Singstimme gibt mir das Gefühl, behindert zu sein.	0	1	2	3	4
29	Meine Singstimme ermüdet leicht.	0	1	2	3	4
20	Ich spüre beim Singen Schmerzen, Kitzeln oder ein Würgegefühl im Hals.	0	1	2	3	4
31	Ich bin unsicher, wie meine Stimme klingen wird, wenn ich singe.	0	1	2	3	4
32	Ich habe das Gefühl, dass mir im Leben etwas fehlt, weil ich nicht singen kann.	0	1	2	3	4
33	Wegen meiner Gesangsprobleme fürchte ich Einkommensverluste.	0	1	2	3	4
34	Ich fühle mich wegen meiner Stimme aus der Musikszene ausgeschlossen.	0	1	2	3	4
35	Mein Gesang gibt mir das Gefühl, inkompetent zu sein.	0	1	2	3	4
36	Ich muss Auftritte, Engagements , Proben oder Unterricht wegen meiner Probleme beim Singen absagen.	0	1	2	3	4

0 = Keine Störung, 1= leicht gestört, 2 = mittelgradig gestört, 3 = hochgradig gestört X

Wie schätzen Sie Ihre Stimme heute ein?

Sie wurden einig, dass derjenige für den Stärkeren gelten sollte, der den Wanderer zwingen würde, seinen Mantel abzunehmen. Der Nordwind blies mit aller Macht, aber je mehr er blies, desto fester hüllte sich der Wanderer in seinen Mantel ein. Endlich gab der Nordwind den Kampf auf. Nun erwärmte die Sonne die Luft mit ihren freundlichen Strahlen, und schon nach wenigen Augenblicken zog der Wanderer seinen Mantel aus. Da musste der Nordwind zugeben, dass die Sonne von ihnen beiden der Stärkere war.

(nach einer Fabel von Äsop)

11.3.2 Lesetexte in anderen Sprachen

Der Text „Der Nordwind und die Sonne“ und andere Lesetexte liegen auch in anderen Sprachen vor. Sie sind im Internet an verschiedenen Stellen abrufbar.

- Englische Version „The north wind an the sun“: www.unilang.org/ulrview.php?res=431
- Englische Version „The rainbow passage“: www15.uta.fi/FAST/AK11/rainbow.html
- Französische Version „Le vent du nord et le soleil“: www.unilang.org/ulrview.php?res=434
- Italienische Version „Il vento del norde d il sole“: www.unilang.org/ulrview.php?res=436
- Türkische Version „Dar kapısından başka aydınlık girecek hiçbir yeri olmayan dükkanında, tek“.

11.4 Zürcher Stimmdiagnostik-Basisbogen

▸ Abb. 11.7 zeigt den Anamnesebogen, der an der Abteilung Phoniatrie und Klinische Logopädie, Universitätsspital Zürich, verwendet wird. Weitere Informationen dazu bei Balandat et al., 2013.

Züricher Stimmdiagnostik – Basisbogen (ZSB)

Name: ______________________ Geburtsdatum: ____________ Datum: ____________

Untersucher: ____

Anamnese (Beschwerden, Beginn, Verlauf,...)

Problembereiche
- ☐ Sprechstimme
- ☐ Singstimme
- ☐ Missempfindungen
- ☐ Atmung
- ☐ Schlucken
- ☐ Andere

Zusatzbogen
- ☐ Singstimme
- ☐ Stimmhygiene
- ☐ Kinderstimme
- ☐ Tonus
- ☐ Atmung ☐ VCD
- ☐ Spasmodische Dysphonie
- ☐ Dysphagie

Funktionsstörung
Heiserkeit ☐ Stimmermüdung ☐ Anstrengung ☐ Stimmversagen ☐ ____________
Missempfindungen
Räusperzwang ☐ Husten ☐ Trockenheit ☐ Verschleimung ☐ Schmerzen ☐ Globusgefühl ☐
Stimmbelastung
hoch ☐ normal ☐ gering ☐ Beruf: ____________ Privat: ____________
Ausbildung Sprech-, Singstimme; Logopädie ____________
Stimmhygiene Trinkmenge/Tag ______ Nikotin ______ subj. Refluxbeschwerden: ja ☐ nein ☐
Medikamente ____________
Erkältungsinfekte, NNH-Entzündungen, Anginen, Allergien
____

Allgemeinerkrankungen ____________
Operationen Hals-Kopf-Bereich, HWS
Kiefer Bruxismus ☐ Aufbissschiene ☐ Spannungskopfschmerz ☐ ____________
Atmung Nasenatmung ☐ Mundatmung ☐ Asthma ☐ Schnarchen ☐ Schlafapnoe
HNO/audiologische Befunde ____________
Muskeltonus Gesamtkörper ☐ Nacken ☐ Kiefer ☐ Händedruck ☐ ____________
Bewegung/Sport ____________ **bisherige Maßnahmen** ____________
Personelles (Skala von 0 – 10: 10 = sehr hoch, sehr schlecht)
eigener Leidensdruck ______ Stress: beruflich ______ privat ______ Stimme heute ____________
Weiteres ____________
____

Stimmklang/Resonanz

G_ R_ B_ A_ S_ behaucht ☐ belegt ☐ knarrend ☐ gepresst ☐ diplophon ☐
Register ausgeglichen ☐ Brust ☐ Kopf ☐ **Stimmansatz** vorn ☐ mittig ☐ rückverlagert ☐
Nasalität angemessen ☐ hyper ☐ hypo ☐ **Artikulation** angemessen ☐ eng ☐

Prosodie **Sprechtempo** o. B. ☐ erhöht ☐ schnell ☐ langsam ☐
Melodie angemessen ☐ stärker ausgeprägt ☐ monoton ☐ **Lautstärke** o. B. ☐ laut ☐ leise

Abb. 11.7 Zürcher Stimmdiagnostik-Basisbogen. (Mit freundlicher Genehmigung der Abteilung Phoniatrie und Klinische Logopädie, Universitätsspital Zürich, Balandat, Riedmüller, Bohlender 2013)

Stimmfunktionen

Tonumfang: ________ (HT) Registerwechsel (bitte einzeichnen)
Instrument ____

A1 H1 C D E F G A H c d e f g a h c' d' e' f' g' a' h' c'' d'' e'' f'' g'' a'' h'' c''' d''' e''' f'''

MSSL ____________________ o. B. ☐ zu hoch ☐ zu tief ☐
Glissando auf/a/ gleichmässig ☐ brüchig ☐ hörbarer Bruch ☐
bei ____________________

Stimmeinsatz	weich	☐	hart ☐ gepresst ☐ knarrend ☐ behaucht ☐
Stimmabsatz	weich	☐	hart ☐ knarrend ☐ behaucht ☐
Schwellton	stabil	☐	geringe Steigerungsfähigkeit ☐ brüchig ☐ Tonhöhenanstieg ☐
Lombard	lauter	☐	unverändert ☐ gepresster ☐
Husten/Räuspern	tönend	☐	tonlos ☐
Ventilton	klar	☐	Nebengeräusche ☐ gepresst ☐ nicht möglich ☐
Atmung			
Atemgeräusche	keine	☐	leichte ☐ Stridor ☐ Atemnot ☐ ____________________
RAE Sprechen	ja	☐	nein ☐ **RAE Lesen** ja ☐ nein ☐

MPT /o/ ____ /a/ ____ /z/ ____ sec **Ausatemdauer /s/** ____ sec **s/z-Ratio** ____
Vitalkapazität ______ ml **Körpergröße** ______ cm **Soll VK** ____ ml **PQ** ______

Sonstiges:

____

____

Therapieziele Patient

____

____

____

Diagnose: ____________________ **Dysphonie bei:** ____________________ **mit:**

-
-
-

Therapiebereiche

Stimmhygiene	Phonation/Resonanz
Atmung	Personelles
Tonus	Sonstiges

Phoniatrische Kontrolle nach ________ **Stunden**

Kapitel 12

Fragen zur Selbstkontrolle und Prüfungsfragen

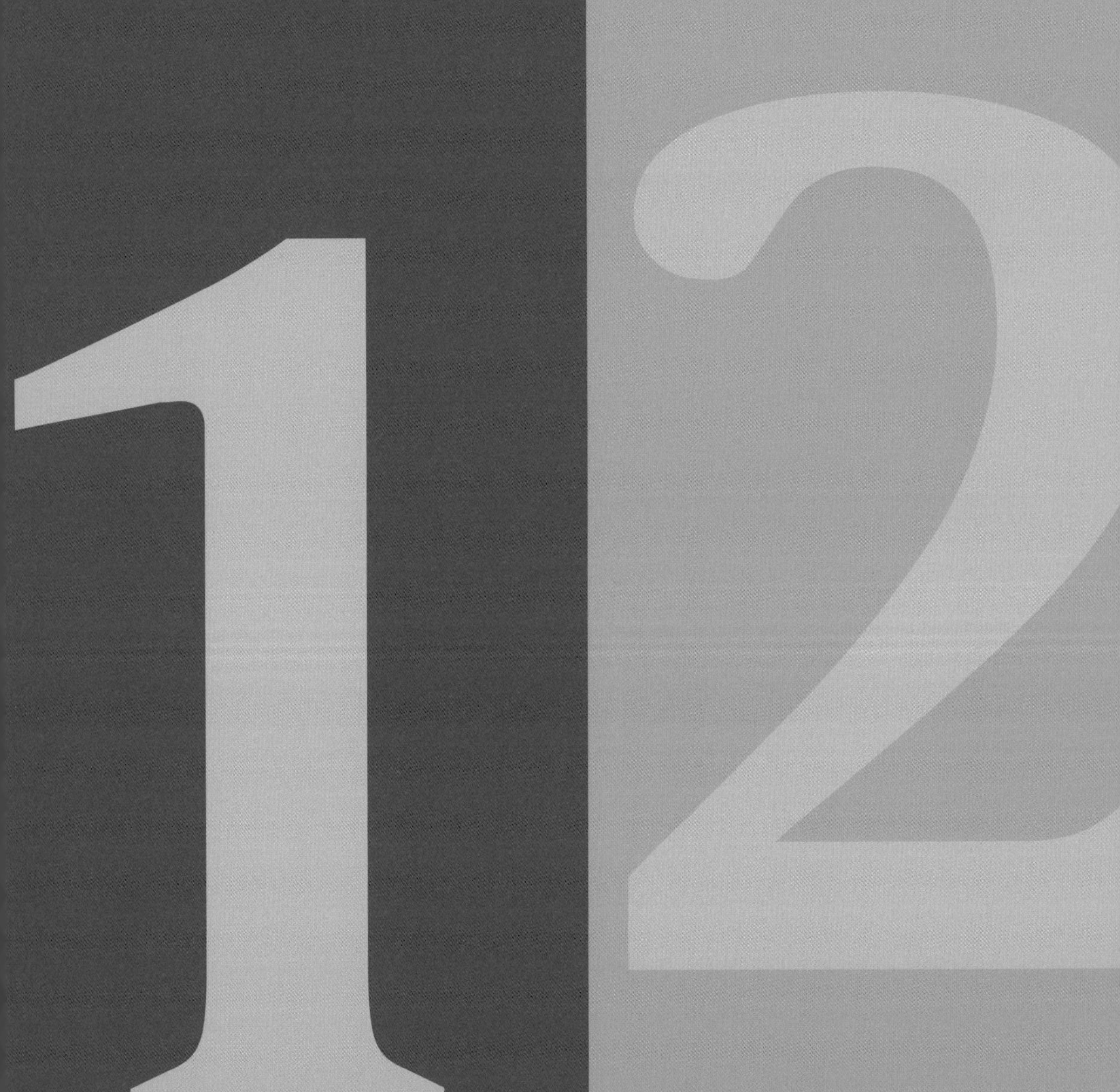

12 Fragen zur Selbstkontrolle und Prüfungsfragen

Frage

Welche sind die Kernbereiche, die mit der Anamnese erfragt werden sollten? Nennen Sie bitte jeweils 3 Fragen dazu.

Antwort

Siehe Kap. 2.2.

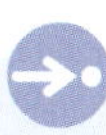

Frage

Warum ist es sinnvoll, die subjektiven Beschwerden des Patienten standardisiert zu erheben? Was für eine Rolle spielt dies in der Planung der Behandlung?

Antwort

Siehe Kap. 3.1.1 und Kap. 3.1.2.

Frage

Welche perzeptiven Untersuchungstypen gibt es? Was sind die Vor- und Nachteile?

Antwort

Siehe Kap. 4.1.1

Frage

Definieren Sie bitte die GRBAS- und die RBH-Skala und zeigen Sie Unterschiede auf.

Antwort

Siehe Kap. 4.1.2, Tab. 4.1, Tab. 4.2.

Frage

Welche instrumentellen Messungen werden für die Praxis empfohlen?

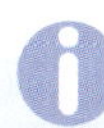

Antwort

Siehe Kap. 6.1.

Frage

Ab welchem Heiserkeitsgrad der GRBAS-Skala sind stroboskopische Aufnahmen und Messungen von Jitter und Shimmer häufig fehlerhaft?

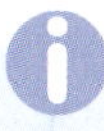

Antwort

Siehe Kap. 5.2.3 und Kap. 6.1.4.

Frage

Was bilden Spektrogramme ab? Was kann damit beurteilt werden?

Antwort

Siehe Kap. 6.2.3.

Frage

Woraus setzt sich der Dysphonia Severity Index (DSI) zusammen?

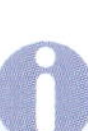

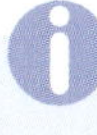

Antwort

Siehe Kap. 6.6.1.

Frage

Beschreiben Sie bitte die Funktionsprüfung bei der starren und flexiblen laryngoskopischen Untersuchung.

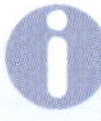

Antwort

Siehe Kap. 5.3.1 und Kap. 5.3.2.

Frage

Was sind die Beurteilungskriterien bei der stroboskopischen Untersuchung?

Antwort

Siehe Kap. 5.4.2.

Frage

Was kann mit einer starren und flexiblen Laryngoskopie sowie mittels Stroboskopie dargestellt werden? Was jeweils nicht?

Antwort

Siehe Kap. 5.2.1, Kap. 5.2.2 und Kap. 5.2.3.

Frage

Welche Parameter der Stimmumfangsprofile der Sing- und Sprechstimme sollten ausgewertet werden?

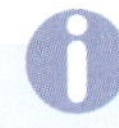

Antwort

Siehe Kap. 6.3.1.2 und Kap. 6.3.2.2.

Frage

Welche Faktoren können die Messung eines Stimmumfangsprofils beeinflussen?

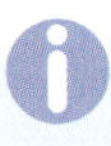

Antwort

Siehe Kap. 6.1, Kap. 6.2.1 und Kap. 6.2.5.

Kapitel 13

Online-Materialien

13 Online-Materialien

Die in ▸ Tab. 13.1 und ▸ Tab. 13.2 angegebenen Videos und Stimmbeispiele finden Sie unter: https://www.thieme.de/go/Forum-Logopaedie/Brockmann. Den Zugangscode entnehmen Sie bitte der hinteren Umschlaginnenseite des Buches.

Tab. 13.1 Zusammenfassung der Larynxbefunde in den Filmbeispielen

Film Nr.	Diagnose	Besonderheiten
Video 5.1	Stimmlippenzyste links	Retentionszysten liegen innerhalb der Lamina propria und sind mit einem hauchdünnen Drüsenepithel ausgekleidet. Entzündliche Obstruktionen von Schleimdrüsen der Stimmlippe sowie mechanische Phonationstraumata begünstigen die Entstehung von Retentionszysten. Sekundäre Folge eines Phonationstraumas.
Video 5.2	Stimmlippenzyste rechts	
Video 5.3	Sinus-morgagni-Zyste rechts	Zystische Veränderung im vorderen Drittel des Sinus morgagni rechts
Video 5.4	Larynxpapillomatose beidseits	Ausgedehnte Papillomatose des Larynx; Glottisebene nicht einsehbar. Gutartiger epithelialer Tumor, der durch das Humane Papilloma-Virus ausgelöst wird. Tendenziell aggressives Wachstumsverhalten und Rezidivneigung. Klinischer Verlauf der Erkrankung lässt sich prinzipiell nicht vorhersagen. Häufig kontinuierliche Betreuung des Patienten notwendig
Video 5.5	Larynxpapillomatose beidseits	Papillombeete beider Stimmlippen (rechts > links)
Video 5.6	Pseudozyste rechts	Umschriebene ödematöse, zystenähnliche Veränderung der Lamina propria im mittleren Stimmlippendrittel rechts.
Video 5.7	Stimmlippenpolyp rechts	Breitbasiger angiomatöser Stimmlippenpolyp recht Folge akuter wie chronischer stimmschädigender Einflüsse Vorwiegend Erwachsene, die einer vermehrten Stimmbelastung im Berufsleben ausgesetzt sind, betroffen. Phonochirurgie Therapie der Wahl.
Video 5.8	Chronische Laryngitis	Stimmlippen verdickt und gerötet mit weisslichen Auflagerungen. Ursache multifaktoriell: u. a. Inhalationsnoxen, Sodbrennen, Bronchitis, vermehrte Mundatmung, Sinusitiden, falsche Stimmtechnik. Randkantenverschiebungen reduziert und phasenverschoben, aber noch vorhanden.
Video 5.9	Stimmlippenkarzinom rechts	Bösartiger Tumor der rechten Stimmlippe. Derbe Auftreibung der rechten Stimmlippe.
Video 5.10	Stimmlippenkarzinom links	Bösartiger Tumor der linken Stimmlippe (phonatorischer Stillstand).
Video 5.11	Kontaktgranulom rechts	Gutartige chronisch entzündliche Veränderungen im kartilaginären Stimmlippendrittel. Folge einer Entzündung und einer traumatisch mechanischen Mukosaschädigung der posterioren Glottis: „Hammer-Amboss“.
Video 6.1	Stimmlippenstillstand beidseits	Stimmlippen stehen bei Respiration in Paramedianstellung. Patienten haben eine vermehrte Dyspnoe bei relativ „guter“ Stimme.
Video 6.2a	Stimmlippenstillstand links	Nicht kompensierter Stimmlippenschluss bei Stimmlippenstillstand nach Schilddrüsenoperation.
Video 6.2b	Normalbefund bei Status nach Stimmlippenstillstand links (a)	Nach 4 Monaten vollständige Wiederkehr der Stimmlippenfunktion links.
Video 6.3	Stimmlippenstillstand rechts	Stimmlippenstillstand weitgehend vollständige Kompensation bei Phonation. Status nach 14 Stunden logopädische Stimmübungstherapie.

Tab. 13.1 Fortsetzung

Film Nr.	Diagnose	Besonderheiten
Video 6.4	Reinkeödem beidseits	Ödemartige Auftreibungen des Reinke-Raums. Häufig Frauen zwischen dem 40. Und 60. Lebensjahr betroffen. Die mittlere Sprechstimmlage ist herabgesetzt. Ursache dieser chronisch entzündlichen Veränderung ist ein anhaltender Konsum von Zigaretten in Kombination mit einer hyperfunktionellen Stimmgebung.
Video 6.5	Reinkeödem beidseits	Massive Verlegung des Glottisspalts durch die lappigen Auftreibungen beidseits.
Video 6.6	Phonationsverdickungen beidseits	Korrespondierende Verdickungen der Lamina propria, Ödem im mittleren Stimmlippendrittel beidseits. Bei der Phonation zeigt sich der typische sanduhrförmige Glottisschluss.
Video 6.7	Phonationsverdickungen („Stimmlippenknötchen“)	Korrespondierende bilaterale Ausziehungen der Lamina propria im mittleren Stimmlippendrittel. Sanduhrförmiger Glottisschluss bei Phonation. Diskret umschriebene ödematöse Ausziehungen der Stimmlippenoberfläche bis zu derben hornartigen Knötchen werden beschrieben. Ausdruck einer quantitativen und qualitativen Fehlbelastung der Stimme: sekundär organische Veränderung bei funktioneller Stimmproblematik.

Tab. 13.2 Liste der Audiodateien mit RBH- und GRBAS-Klassifizierung. Zusammenfassung der perzeptiven Merkmale der Stimmaufnahmen (Audio-Dateien).

Datei Nummer	Diagnose	RBH-Klassifizierung	GRBAS-Klassifizierung	Besonderheiten
Audio 4.1	Einseitiger Stimmlippenstillstand vor Therapie	R2B1H2	G2R2B1A0S2	Z.T. diplophon
Audio 4.2	Einseitiger Stimmlippenstillstand nach Therapie	R1B0H1	G1R1B0A0S1	Rauigkeit steigert sich
Audio 4.3	Einseitiger Stimmlippenstillstand vor Therapie	R2B2H2	G2R2B2A2S1	
Audio 4.4	Einseitiger Stimmlippenstillstand nach Therapie	R1B1H1	G1R1B1A1S0	Leichtes geschlossenes Näseln
Audio 4.5	Einseitiger Stimmlippenstillstand vor Therapie	R1B2H2	G2R1B2A1S0	
Audio 4.6	Einseitiger Stimmlippenstillstand nach Therapie	R1B1H0	G1R0B1A1S0	
Audio 4.7	Einseitiger Stimmlippenstillstand (nicht kompensiert)	R1B3H3	G3R1B3A3S1	
Audio 4.8	Einseitiger Stimmlippenstillstand mit chronischer Laryngitis	R3B2H3	G3R3B2A1S2	Mittlere Sprechstimmlage unterdurchschnittlich
Audio 4.9	Velopharyngeale Insuffizienz	R0B1H1	G1R0B1A1S0	Offenes Näseln
Audio 4.10	Infekt obere Atemwege	R1B1H1	G1R1B1A1S1	Leichtes geschlossenes Näseln, zunehmende Rauigkeit
Audio 4.11a	Stimmlippenpolyp präoperativ	R2B1H2	G2R2B1A0S1	
Audio 4.11b	Stimmlippenpolyp postoperativ	R1B0H1	G1R1B0A0S1	Rauigkeit und Spannung steigern sich

Tab. 13.2 Fortsetzung

Datei Nummer	Diagnose	RBH-Klassifizierung	GRBAS-Klassifizierung	Besonderheiten
Audio 4.12	Funktionelle Dysphonie	R1B1H1	G1R1B1A1S 1	Rauigkeit steigert sich, Instabilität
Audio 4.13a	Normalbefund	R0B0H0	G0R0B0A0S 0	
Audio 4.13b	Funktionelle Dysphonie	R1B1H1	G1R1B1A1S 2	Instabilität, fluktuierende Qualität, gepresst
Audio 4.14	Status nach Teilentfernung rechten Stimmlippe	R1B3H3	G3R1B3A2S 1	Diplophonie, erhöhte mittlere Sprechstimmlage
Audio 4.15	Stimmlippenzyste	R0B1H1	G1R0B0A0S 1	Mittlere Sprechstimmlage 1 Oktav über Durchschnitt
Audio 5.1	Pseudozyste	R2B1H2	G2R2B1A1S 2	
Audio 5.2	Stimmlippenkarzinom	R1B2H2	G2R1B2A1S 0	
Audio 6.1	Normalbefund	R0B0H0	G0R0B0A0S 0	
Audio 6.2a	Normalbefund	R1B0H0	G0R1B0A0S 0	
Audio 6.2b	Hypofunktionelle Dysphonie	R0B1H1	G1R0B1A0S 0	
Audio 6.3	Stimmlippenpolyp	R2B2H2	G2R2B2A1S 0	
Audio 6.4	Funktionelle Dysphonie mit diskreten narbigen Veränderungen der Stimmlippen	R2B1H1	G2R2B1A0S 0	

Kapitel 14

Literatur

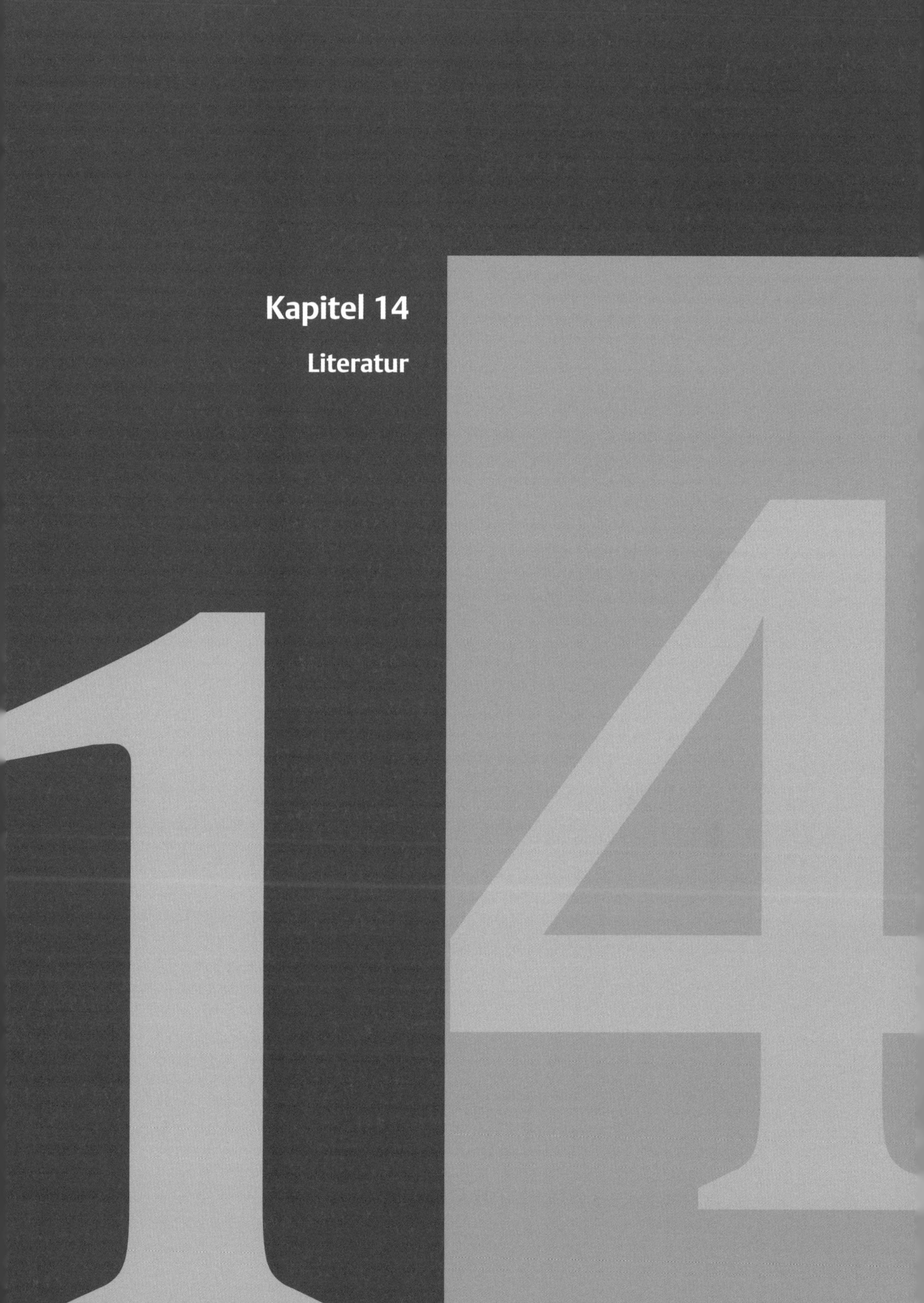

14 Literatur

Aesop Language Bank Teams; 2010. www.aesoplanguagebank.com/it.html (aufgerufen am 29.07.2013)

Baken RJ, Orlikoff RF. Clinical Measurements of Speech and Voice. 2nd ed. Albany, New York: Thomson Delmar Learning; 2000

Baken R, Orlikoff RF. Amplitude Perturbation (Shimmer). In: Baken R, Orlikoff RF (eds). Clinical Measurements of Speech and Voice. Albany, New York: Thomson Delmar Learning; 2000: 130–137

Baken R, Orlikoff RF. Frequency Perturbation (Jitter). In: Baken R, Orlikoff RF (eds). Clinical Measurements of Speech and Voice. Albany, New York: Thomson Delmar Learning; 2000: 190–213

Balandat B, Riedmüller S, Bohlender JE. Der „Zürcher Stimmdiagnostik Basisbogen" (ZSB) der Abteilung Phoniatrie-Logopädie am UniversitätsSpital Zürich. Forum Logopädie, 2013; 4: 12–17

Beaton DE, Bombardier C, Guillemin F, Ferraz MB. Guidelines for the process of cross-cultural adaptation of self-report measures. Spine (Phila Pa 1976) 2000; 25: 3 186–3 191

Behlau M, Alves Dos Santos Lde M, Oliveira G. Cross-cultural adaptation and validation of the voice handicap index into Brazilian Portuguese. J Voice 2011; 25 (3): 354–359

Bergauer U, Janknecht S. Praxis der Stimmtherapie: Logopädische Diagnostik, Behandlungsvorschläge und Übungsmaterialien. 3. Aufl. Berlin, Heidelberg: Springer; 2010

Böhme G, Gross M. Stroboscopy. 1st ed. London, Philadelphia: Whurr Publishers; 2005

Boersma P. Should jitter be measured by peak picking or by waveform matching? Folia Phoniatr Logop 2009; 61: 305–308

Boersma P, Weenink D. PRAAT: doing phonetics by computer (Computerprogramm, Version 5.1.20). University of Amsterdam; 2009. www.praat.org

Bohlender J. Fehler und Gefahren: Behandlung gutartiger Kehlkopferkrankungen [Diagnostic and therapeutic pitfalls in benign vocal fold diseases]. Laryngorhinootologie 2013; 92: 239–257

Brockmann M. Vor- und Nachteile der stroboskopischen Kehlkopfuntersuchung im Hinblick auf die Planung der logopädischen Therapie. Forum Logopädie 2006; 20 (1): 14–19

Brockmann M, Drinnan MJ, Storck C et al. Reliable jitter and shimmer measurements in voice clinics: the relevance of vowel, gender, vocal intensity, and fundamental frequency effects in a typical clinical task. J Voice 2011; 25 (1): 44–53

Brockmann M, Storck C, Carding PN et al. Voice Loudness and Gender Effects on Jitter and Shimmer in Healthy Adults. J Speech Lang Hear Res 2008; 51: 1–9

Brockmann-Bauser M. Improving Jitter and Shimmer Measurements in Normal Voices, D.B.f. Logopädie, Editor. Idstein: Schulz-Kirchner; 2012: 205

Brockmann-Bauser M, Drinnan MJ. Routine acoustic voice analysis: time to think again? Curr Opin Otolaryngol Head Neck Surg 2011; 19 (3): 165–170

Carding PN, Steen IN, Webb A et al. The reliability and sensitivity to change of acoustic measures of voice quality. Clin Otolaryngol 2004; 29: 538–544

Carding PN, Wilson JA, MacKenzie K et al. Measuring voice outcomes: state of the science review. J Laryngol Otol 2009; 123 (8): 823–829

Casiano RR, Zaveri V, Lundy DS. Efficacy of videostroboscopy in the diagnosis of voice disorders. Otolaryngol Head Neck Surg 1992; 107 (1): 95–100

Cohen SM, Jacobson BH, Garrett CG et al. Creation and validation of the Singing Voice Handicap Index. Ann Otol Rhinol Laryngol 2007; 116 (6): 402–406

Colton RH, Casper JK, Leonard R. Understanding voice problems: a physiological perspective for diagnosis and treatment. Baltimore, Philadelphia: Lippincott Williams & Wilkins; 2006: 498

Dejonckere PH, Bradley P, Clemente P et al. A basic protocol for functional assessment of voice pathology, especially for investigating the efficacy of (phonosurgical) treatments and evaluating new assessment techniques. Eur Arch of Otorhinolaryngol 2001; 258: 77–82

Dejonckere PH, Remacle M, Fresnel-Elbaz E et al. Differentiated perceptual evaluation of pathological voice quality: reliability and correlations with acoustic measurements. Rev Laryngol Otol Rhinol 1996; 117 (3): 219–224

Deliyski D, Hillman R. State of the art laryngeal imaging: research and clinical implications. Curr Opin Otolaryngol Head Neck Surg 2010; 18: 147–152

Deliyski DD, Shaw HS, Evans MK. Influence of sampling rate on accuracy and reliability of acoustic voice analysis. Logoped Phoniatr Vocol 2005; 30 (2): 55–62

Deliyski DD, Shaw HS, Evans MK et al. Regression tree approach to studying factors influencing acoustic voice analysis. Folia Phoniatr Logop 2006; 58: 274–288

Fairbanks G. Voice and articulation drillbook. 2nd ed. New York: Harper & Row; 1960

Friedrich G. External vocal cord medialisation: functional outcome. Laryngorhinootologie 1998; 77 (1): 18–26

Gonnermann U, Nawka T. Klassifikation der Werte des VHI-12 nach Schweregraden. 24. Wissenschaftl. Jahrestagung der DGPP. Innsbruck: Deutsche Gesellschaft für Phoniatrie und Pädaudiologie (DGPP); 2007

Hacki T, Frittrang B, Zywietz C et al. Verfahren zur statistischen Ermittlung von Stimmfeldgrenzen – Das Durchschnittsstimmfeld. Sprache – Stimme – Gehör 1990; 14: 110–112

Hakkesteegt MM, Brocaar MP, Wieringa MH et al. Influence of age and gender on the dysphonia severity index. A study of normative values. Folia Phoniatr Logop 2006; 58 (4): 264–273

Hakkesteegt MM, Broccar MP, Wieringa MH. The applicability of the dysphonia severity index and the voice handicap index in evaluating effects of voice therapy and phonosurgery. Folia Phoniatr Logop 2010; 24 (2): 199–205

Hakkesteegt MM, Wieringa MH, Brocaar MP et al. The interobserver and test-retest variability of the dysphonia severity index. Folia Phoniatr Logop 2008; 60 (2): 86–90

Hallin AE, Fröst K, Holmberg EB et al. Voice and speech range profiles and Voice Handicap Index for males – methodological issues and data. Logoped Phoniatr Vocol 2012; 37 (2): 47–61

Harries M, Morrison M. The role of stroboscopy in the management of a patient with a unilateral vocal fold paralysis. J Laryngol Otol 1996; 110 (2): 141–143

Helidoni ME, Murry T, Moschandreas J et al. Cross-cultural adaptation and validation of the voice handicap index into Greek. J Voice 2010; 24 (2): 221–227

Heman-Ackah YD. Diagnostic tools in laryngology. Curr Opin Otolaryngol Head Neck Surg 2004; 12 (6): 549–952

Herder JG. Handbook of the International Phonetic Association: A guide to the use of the International Phonetic Alphabet. 1st ed. Cambridge: Cambridge University Press; 1999: 214

Hertegard S. What have we learned about laryngeal physiology from high-speed digital videoendoscopy? Curr Opin Otolaryngol Head Neck Surg 2005; 13 (3): 152–156

Heylen L. De Klinische relevantie van het fonetogram [The clinical relevance of the phonetogram]. Unveröffentlichte Dissertation. Universität Antwerpen, Belgien, 1997

Heylen L, Wuyts FL, Mertens F et al. Normative voice range profiles of male and female professional voice users. J Voice 2002; 16 (1): 1–7

Hirano M. Clinical Examination of Voice (Disorders of Human Communication). Vol. 5. Wien, New York: Springer; 1981: 81–84

Holmberg EB, Ihre E, Sodersten M. Phonetograms as a tool in the voice clinic: changes across voice therapy for patients with vocal fatigue. Logoped Phoniatr Vocol 2007; 32 (3): 113–127

Jacobson B, Johnson A, Grywalsky C et al. The Voice Handicap Index (VHI): development and validation. Am J Speech-Language Pathol 1996; 6: 66–70

Jones S, Carding P, Drinnan M. Exploring the relationship between severity of dysphonia and voice-related quality of life. Clin Otolaryngol 2006; 31 (5): 411–417

Kendall KA. High-speed laryngeal imaging compared with videostroboscopy in healthy subjects. Arch Otolaryngol Head Neck Surg 2009; 135 (3): 274–281

Kent RD, Kent JF, Rosenbek JC. Maximum performance tests of speech production. J Speech Hear Disord 1987; 52 (4): 367–387

Kiliç MA, Okur E, Yildirim I et al. [Reliability and validity of the Turkish version of the Voice Handicap Index]. Kulak Burun Bogaz Ihtis Derg 2008; 18 (3): 139–147

Kleemola L, Helminen M, Rorarius E et al. Voice activity and participation profile in assessing the effects of voice disorders on quality of life: estimation of the validity, reliability and responsiveness of the finnish version. Folia Phoniatr Logop 2011; 63 (3): 113–121

Kreiman J, Geratt BR. Sources of listener disagreement in voice quality assessment. J Acoust Soc Am 2000; 108 (4): 1867–1876

Kreiman J, Geratt BR. When and why listeners disagree in voice quality assessment tasks. J Acoust Soc Am 2007; 122 (4): 2354–2364

Lamarche A, Ternström S, Pabon P. The Singer's Voice Range Profile: Female professional opera soloists. J Voice 2010; 24: 410–426

Ladefoged P, Johnson K. A course in phonetics. 6th revised ed. Wadsworth: Cengage Learning Emea; 2011

Lorenz A, Kleber B, Büttner M et al. Validierung des Singing Voice Handicap Index in der deutschen Fassung. HNO 2013; 61: 699–706

Lorenz A, Nawka T. Validierung des Singing Voice Handicap Index (SVHI) in der deutschen Fassung. in 28. Wissenschaftl. Jahrestagung der DGPP. Zürich, Düsseldorf: GMS Publishing House; 2011

Ma E, Robertson J, Radford C et al. Reliability of speaking and maximum voice range measures in screening for dysphonia. J Voice 2007; 21 (4): 397–406

Ma E, Yiu E. Suitability of acoustic perturbation measures in analysing periodic and nearly periodic voice signals. Folia Phoniatr Logop 2005; 57 (1): 38–47

Ma E, Yiu E. Multiparametric evaluation of dysphonic severity. J Voice 2006; 20 (3): 380–390

Ma EPM, Yiu EML. Handbook of voice assessments. 1st ed. San Diego, USA: Plural Publishing; 2011

Mackiewicz-Nartowicz H, Sinkiewicz A, Bielecka A. Laryngovideostroboscopy in children – diagnostic possibilities and constraints. Int J Pediatr Otorhinolaryngol 2011; 75 (8): 1015–1017

Martens J, Versnel H, Dejonckere P. The effect of visible speech in the perceptual rating of pathological voices. Arch Otolaryngol Head Neck Surg 2007; 133 (2): 178–185

Maryn Y, Corthals P, De Bodt M et al. Perturbation measures of voice: a comparative study between Multi-Dimensional Voice Program and Praat. Folia Phoniatr Logop 2009; 61 (4): 217–226

Mau T. Diagnostic evaluation and management of hoarseness. Med Clin North Am 2010; 94 (5): 945–960

Mehta DD, Hillman RE. Voice assessment: updates on perceptual, acoustic, aerodynamic, and endoscopic imaging methods. Curr Opin Otolaryngol Head Neck Surg 2008; 16 (3): 211–215

Mehta DD, Hillman RE. Current role of stroboscopy in laryngeal imaging. Curr Opin Otolaryngol Head Neck Surg 2012; 20 (6): 429–436

Moradi N, Pourshabaz A, Soltani M et al. Cross-cultural equivalence and evaluation of psychometric properties of voice handicap index into persian. J Voice 2013; 27 (2): 258.e15–258.e22

Nawka T. Voice Handicap Index. Deutsche Fassung. Deutsche Gesellschaft für Phoniatrie und Pädaudiologie e. V. (DGPP) 2003; www.dgpp.de/cms/media/download_gallery/vhi-dt_2006.pdf (abgerufen am 29.07.2013)

Nawka T, Anders LC, Wendler J. Die auditive Beurteilung heiserer Stimmen nach dem RBH-System. Sprache Stimme Gehör 1994; 18: 130–133

Nawka T, Franke I, Galkin E. Objektive Messverfahren in der Stimmdiagnostik. Forum Logopädie 2006; 4 (20): 14–21

Nawka T, Konerding U. The interrater reliability of stroboscopy evaluations. J Voice 2012; 26 (6): 812 e1–10

Nawka T, Verdonck-de Leeuw IM, De Bodt M et al. Item Reduction of the Voice Handicap Index Based on the Original Version and on European Translations. Folia Phoniatr Logop 2009; 61: 37–48

Nawka T, Wiesmann U, Gonnermann U. Validierung des Voice Handicap Index in der deutschen Fassung [Validation of the german version of the Voice Handicap Index]. HNO 2003; 51: 921–929

Niebudek-Bogusz E, Kuzanska A, Woznicka E et al. Assessment of the voice handicap index as a screening tool in dysphonic patients. Folia Phoniatr Logop 2011; 63 (5): 269–272

Niebudek-Bogusz E, Woznicka E, Zamyslowska-Szmytke E et al. Correlation between acoustic parameters and Voice Handicap Index in dysphonic teachers. Folia Phoniatr Logop 2010; 62 (1–2): 55–60

Nospes S, Kuhr K, Napiontek U et al. Stroboscopy findings: a comparison of flexible CCD-videostroboscopy and rigid stroboscopy. Laryngorhinootologie 2011; 90 (4): 218–223

Nunez-Batalla F, Corte-Santos P, Senaris-Gonzales B et al. Adaptation and validation to the Spanish of the Voice Handicap Index (VHI-30) and its shortened version (VHI-10). Acta Otorrinolaringol Esp 2007; 58 (9): 386–392

Oates J. Auditory-perceptual evaluation of disordered voice quality: pros, cons and future directions. Folia Phoniatr Logop 2009; 61 (1): 49–56

Pabon JPH. Objective acoustic voice-quality parameters in the computer phonetogram. J Voice 1991; 5, 203–216

Pabon JP, Plomp R. Automatic phonetogram recording supplemented with acoustical voice-quality parameters. J Speech Hear Res 1988; 31 (4): 710–722

Pabon P, Ternstrom S, Lamarche A. Fourier descriptor analysis and unification of voice range profile contours: method and applications. J Speech Lang Hear Res 2011; 54 (3): 755–776

Patel R, Dailey S, Bless D. Comparison of high-speed digital imaging with stroboscopy for laryngeal imaging of glottal disorders. Ann Otol Rhinol Laryngol 2008; 117 (6): 413–424

Ptok M, Schwemmle C, Iven C et al. Zur auditiven Bewertung der Stimmqualität. HNO 2006; 54 (10): 793–802

Rabinov CR, Kreiman J, Gerratt BR et al. Comparing reliability of perceptual ratings of roughness and acoustic measures of jitter. J Speech Hear Res 1995; 38: 26–32

Riedmüller S, Decoster V, Brockmann-Bauser M. Relevanz des Stimmfeldes für Diagnostik und Therapieevaluation. Forum Logopädie 2010; 4 (24): 11–15

Rosen CA. Stroboscopy as a research instrument: development of a perceptual evaluation tool. Laryngoscope 2005; 115 (3): 423–428

Rosen CA, Lee AS, Osborne J et al. Development and validation of the voice vandicap index-10. Laryngoscope 2004; 9: 1549–1556

Roussel NC, Lobdell M. The clinical utility of the soft phonation index. Clin Linguist Phon 2006; 20 (2–3): 181–186

Sataloff RT, Spiegel JR, Hawkshaw MJ. Strobovideolaryngoscopy: results and clinical value. Ann Otol Rhinol Laryngol 1991; 100 (9 Pt 1): 725–727

Schneider B, Kneussl M, Denk DM et al. Aerodynamic Measurements in Medialization Thyroplasty. Acta Otolaryngol 2003; 123 (7): 883–888

Schneider B, Wendler J, Seidner W. The relevance of stroboscopy in functional dysphonias. Folia Phoniatr Logop 2002; 54: 44–54

Schneider B, Zumtobel M, Prettenhofer W et al. Normative voice range profiles in vocally trained and untrained children aged between 7 and 10 years. J Voice 2010; 24 (2): 153–160

Schröck A, Stuhrmann N, Schade G. Flexible 'chip-on-the-tip' endoscopy for larynx diagnostics. HNO 2008; 56 (12): 1239–1242

Schultz-Coulon HJ. Stimmfeldmessung. Berlin, Heidelberg: Springer; 1990

Schultz-Coulon H, Asche S. Das Normstimmfeld – ein Vorschlag. Sprache – Stimme – Gehör 1988; 12: 5–8

Schutte HK, Seidner W. Recommendation by Union of European Phoniatrics (UEP): standardizing voice area measurement/phonetography. Folia Phoniatr Logop 1983; 35: 286–288

Schwartz SR, Cohen SM, Dailey SH et al. Clinical practice guideline: hoarseness (dysphonia). Otolaryngol Head Neck Surg 2009; 141 (3 Suppl 2): 1–31

Seidner W, Nawka T. Handreichungen zur Stimmdiagnostik. 1st ed. Berlin: XION; 2012

Siupsinskiene N, Lycke H. Effects of vocal training on singing and speaking voice characteristics in vocally healthy adults and children based on choral and nonchoral data. J Voice 2011; 25 (4): e177–189

Steen IN, MacKenzie K, Carding PN et al. Optimising outcome assessment of voice interventions II: Sensitivity to change of self-report and observer rated measures. J Laryngol Otol 2008; 122 (1): 46–51

Storck C, Brockmann M, Schnellmann E et al. Functional outcome of vocal fold medialization thyroplasty with a hydroxyapatite implant. Laryngoscope 2007; 117 (6): 1118–1122

Sulica L. Hoarseness. Arch Otolaryngol Head Neck Surg 2011; 137 (6): 616–619

Sulica L. Laryngoscopy, stroboscopy and other tools for the evaluation of voice disorders. Otolaryngol Clin North Am 2013; 46 (1): 21–30

Sulter AM, Schutte HK, Miller DG. Differences in phonetogram features between male and female subjects with and without vocal training. J Voice 1995; 9: 363–377

Titze IR. Workshop on Acoustic Voice Analysis: Summary Statement. Iowa City, USA: National Center for Voice and Speech; 1995

UniLang Language Community. Translation & Development Center 2013. www.unilang.org/ulrview.php?res=431,434 (aufgerufen am 29.07.2013)

Van Houtte E, Van Lierde K, Claeys S. The prevalence of laryngeal pathology in a treatment-seeking population with dysphonia. Laryngoscope 2010; 120 (2): 306–312

Verdaguer JM, Gorriz C, Prim MP et al. [Analysis of changes in the spectrogram following endotracheal intubation]. Acta Otorhinolaringol Esp 2008; 59 (5): 217–222

Welham NV, Dailey SH, Ford CN et al. Voice handicap evaluation of patients with pathologic sulcus vocalis. Ann Otol Rhinol Laryngol 2007; 116 (6): 411–417

Wendler J, Seidner W, Eyeshold U. Lehrbuch der Phoniatrie und Pädaudiologie. 4. Aufl. Stuttgart: Thieme; 2005

Wuyts FL, De Bodt MS, Molenberghs G et al. The dysphonia severity index: an objective measure of vocal quality based on a multiparameter approach. J Speech Lang Hear Res 2000; 43: 796–809

Yanagihara N. Significance of harmonic changes and noise components in hoarseness. J Speech Hear Res 1967; 10 (3): 531–541

Sachverzeichnis

R

S

T

U

V

W